hommage de l'auteur à la bibliothèque Royale.

L. Maillot.

Imprimerie de Mme Ve Dondey-Dupré,
rue Saint-Louis, 46, au Marais.

TRAITÉ PRATIQUE

DE

PERCUSSION,

OU

EXPOSÉ

DES APPLICATIONS DE CETTE MÉTHODE D'EXPLORATION A L'ÉTAT PHYSIOLOGIQUE ET MORBIDE,

PAR L. MAILLIOT,

MEMBRE DE LA SOCIÉTÉ ANATOMIQUE DE PARIS.

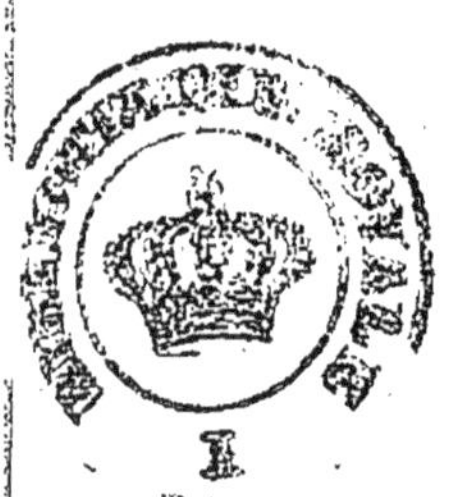

« Quel serait le médecin assez léger ou trop prévenu pour se refuser à un moyen (la percussion) qui porte avec lui une conviction complète fondée sur un phénomène physique, à l'abri de l'erreur et de toute illusion ? Quel homme raisonnable et désireux des progrès de son art, hésiterait à recourir à ce procédé dans la foule de ces maladies obscures où toutes les ressources de la symptomatologie sont si souvent infidèles, et sur la nature desquelles la percussion seule peut jeter une vive lumière? »

(CORVISART, *Traduction d'Auenbrugger, p.* 27.)

PARIS,

J. B. BAILLIÈRE, LIBRAIRE DE L'ACAD. ROYALE DE MÉDECINE,

rue de l'École de Médecine, 17;

A LONDRES, H. BAILLIÈRE, 219, Regent-street.

1843

A M. P. A. PIORRY,

PROFESSEUR DE PATHOLOGIE MÉDICALE

A LA FACULTÉ DE MÉDECINE DE PARIS.

MON CHER MAITRE,

Pendant cinq ans j'ai suivi vos cours et vos leçons cliniques, j'ai constaté par moi-même les beaux résultats de vos méthodes thérapeutiques, et j'ai pu apprécier ainsi la supériorité de vos doctrines médicales. J'ai souvent admiré votre patience et votre sagacité dans l'interrogation des organes, et la justesse de vos conclusions pratiques.

Je sentis bien vite que c'était par vous que je pouvais acquérir les connaissances qui, imprimant à la profession médicale un caractère moral, donnent seules le droit de l'exercer : je me fis votre élève, vous me fîtes votre ami.

Guidé par vous, j'ai étudié toutes les méthodes d'exploration de l'organisme souffrant ; vous m'avez appris à les employer toutes simultanément, destinées qu'elles sont à se prêter un mutuel appui, à s'éclairer l'une par l'autre ; vous m'avez appris que la percussion est la base de la médecine organique, par les résultats certains qu'elle fournit sur la situation, la forme et le volume des organes.

J'ai pratiqué la percussion sur beaucoup de malades, j'ai répété toutes vos expériences cadavériques ; remontant ainsi aux sources de vos recherches, j'ai pu constater combien l'observation patiente et impartiale des faits a présidé à tous vos travaux ; ainsi je me suis convaincu que la percussion est non-seulement utile, mais indispensable, et que son emploi est un devoir.

Ce livre renferme tous les faits nouveaux dont Auenbrugger, Corvisart et vous avez doté la science ; il contient en outre des recherches qui me sont personnelles ; elles m'ont été inspirées par la lecture des ouvrages déjà publiés, par la méditation de votre enseignement public et par ces causeries intimes qui m'ont été si profitables et dont le souvenir me sera toujours bien cher.

A vous donc, mon maître, la dédicace de ce livre ! Être utile aux médecins et aux malades a toujours été la récompense la plus douce que vous avez attendue de vos travaux : puisse mon livre atteindre ce but, et mon ambition sera satisfaite !

LÉON MAILLIOT.

A LA MÉMOIRE

DU MEILLEUR DES AMIS,

ÉRIC MARTIN.

Tu n'avais pas vingt ans lorsque la mort te ravit à mon affection.

La douceur et la pureté de ton âme auraient fait le charme de ma vie; ton souvenir fera toujours ma peine.

PRÉFACE.

Il y avait déjà deux ans que je suivais assidûment la clinique des hôpitaux, lorsque le hasard me conduisit un jour à la Pitié, dans les salles de M. Piorry. Je fus frappé au premier abord de la manière dont ce médecin procédait à l'exploration des organes, et je voulus savoir si sa méthode n'était pas supérieure à celles que j'avais vu employer jusqu'alors, et dont, je l'avoue, j'étais loin d'être satisfait. Je continuai donc à suivre les visites de M. Piorry, et bientôt, comparant la justesse de son diagnostic avec les résultats trop souvent incertains, obtenus par d'autres médecins, je me pris de véritable passion pour cette méthode d'exploration exacte des organes. Non que cette exactitude ne fût souvent le fruit de l'auscultation, de la mensuration et de la palpation également familières à M. Piorry ; mais quel secours n'empruntait-il pas à la percussion médiate dans une infinité de circonstances! Pénétré de cette vérité, j'étudiai toutes ces méthodes avec beaucoup de soin ; toutefois, la plessimétrie eut pour moi plus d'attraits, et je m'en occupai plus attentivement. En suivant cette voie avec persévérance, je ne tardai pas à acquérir une certaine habitude de la percussion.

Quelques mois s'écoulèrent. Je n'avais encore percuté que des malades, et je voulus aller plus loin. En conséquence, je saisis avec empressement toutes les occasions qui s'offrirent à moi pour percuter des cadavres avant de les ouvrir. Le succès répondit à mon attente, si bien que dès ce moment je devins un partisan zélé de la percussion, en même temps que je m'efforçai de convertir à cette méthode ceux qui la regardaient avec indifférence ou qui lui étaient hostiles.

Bientôt quelques élèves se réunirent pour me demander des leçons, et chose singulière! ce ne furent pas des jeunes gens aspirant au grade de docteur qui suivirent mes premières conférences, mais bien, au contraire, des médecins d'un certain âge, et particulièrement des étrangers, ce qui me prouva que la percussion était mieux appréciée partout ailleurs qu'en France, et que le besoin en était mieux senti par ceux qui avaient constaté parfois dans leur pratique l'impuissance des autres moyens d'exploration.

Ce fut en 1839 que je commençai mes leçons à l'hôpital de la Pitié. Les premières séances furent consacrées à l'exposition théorique et pratique de la percussion sur les malades, tandis que la fin du cours fut employée à la démonstration cadavérique des faits dont je n'avais pas pu donner la preuve sur le vivant. Depuis lors, j'ai répété tant de fois ces expériences en présence d'un si grand nombre de témoins, soit à la Pitié, soit à la Faculté de Médecine (1), que non-seule-

(1) « La certitude des résultats fournis par la plessimétrie ne peut guère être révoquée en doute. S'il fallait de nouveaux faits pour prouver l'exactitude du diagnostic qu'elle permet d'établir, il suffirait de citer les expériences publiques qui en ont été faites récemment à la Faculté. (Voyez l'*Esculape*, nº du 21 janvier 1841). Pour démontrer aux élèves les principaux faits de la plessimétrie, je fis percuter par M. Léon Mailliot trois cadavres pris au hasard parmi ceux destinés aux dissections et qui lui étaient, ainsi qu'à moi, parfaitement inconnus. Or, ce fut après la leçon et devant de nombreux auditeurs, que ces recherches furent faites. Le cœur, le foie, la rate, etc., furent reconnus et limités à l'extérieur avec une extrême exactitude. On les entoura de carrelets qui, enfoncés à l'entour de leur circonférence, démontrèrent que, sur aucun point, l'on ne s'était trompé. Il en fut ainsi de la vésicule du fiel, percutée et limitée par M. Mac-Carthy, mon interne. On découvrit dans ces trois cas des pneumonites du lobe supérieur. M. Mailliot trouva par le déplacement un épanchement pleurétique, etc. ; et tout cela se fit au milieu du bruit, et malgré l'émotion que devait causer à un jeune homme une expérience publique aussi délicate. Bien que M. Mac-Carthy

ment elles m'ont fortifié davantage dans mes convictions premières, mais que j'ai été encore assez heureux pour faire pénétrer ces convictions dans l'esprit de bien des médecins qui m'ont fait l'honneur d'assister à mes démonstrations.

Après avoir étudié les cadavres tels que la mort me les offrait, je voulus porter plus loin mes investigations, et je fus puissamment secondé dans mon entreprise par M. Damoiseau, élève interne à l'hôpital annexe de l'Hôtel-Dieu, qui mit à ma disposition les sujets provenant des salles de M. Caillard,

et M. L. Mailliot aient une grande habitude de la plessimétrie, il se pouvait faire que les circonstances dans lesquelles ils se trouvaient placés compromissent la certitude de leurs résultats. Il n'en fut pas ainsi, aucune erreur ne fut commise. C'est que les faits de la plessimétrie sont de ceux qui tombent sous les sens, et qui, par conséquent, ne peuvent guère conduire à des erreurs matérielles. » (P. A. Piorry, *Traité de pathologie iatrique ou médicale et de médecine pratique.* Tome I, pag. 285 et 286.)

dont le service ne se compose pas de moins de cent vingt lits.

C'est à cet hôpital que j'ai répété les expériences nombreuses qu'on peut lire dans le *Traité de la percussion médiate.* C'est là aussi qu'il m'a été donné d'ajouter à l'examen plessimétrique de la vessie des considérations nouvelles sur des circonstances qui peuvent se rencontrer dans la pratique.

J'avais tout exploré à l'exception du rein. La situation profonde et les rapports de cet organe m'avaient fait croire, comme à beaucoup de personnes, que la percussion ne lui était pas applicable, et que sa limitation exacte était impossible; cependant je résolus de faire des recherches expérimentales dans le but de constater si mes prévisions étaient fondées. Un grand nombre de sujets m'étaient nécessaires; Clamart me les fournit. C'est à ce grand amphithéâtre qu'en étudiant avec le plus grand soin l'organe sécréteur de l'urine, je découvris un de ses rapports avec une petite languette du poumon, dont il n'est point parlé dans les livres d'anatomie; la connaissance de ce rapport m'indiquait les précautions à prendre pour trouver la limite supérieure du rein; la difficulté la plus grande était vaincue.

J'enfonçai sur plusieurs sujets successivement de longues aiguilles autour de cet organe, je procédais ensuite à l'ouverture, et d'heureux résultats me dédommageaient de mes efforts. J'ai répété depuis ces expériences un grand nombre de fois à la Pitié; elles ont eu pour témoins plusieurs élèves internes et même des médecins; je puis citer entre autres MM. Veyne, Delpech, etc., et M. Lenoir, qui remplaçait alors M. le professeur Sanson. C'est en présence de ces messieurs que j'ai limité encore nombre de fois le cœur, la rate, le foie, etc.

Je puis dire sans crainte d'être démenti, qu'il m'est arrivé rarement de commettre des erreurs tant soit peu graves dans les expériences publiques auxquelles je me suis livré depuis bientôt deux ans : je puis dire encore que les erreurs que j'ai commises m'ont toujours profité, et qu'elles m'ont appris de quelle manière je devais procéder pour les éviter à l'avenir. J'ai pu constater presque toujours que c'était à trop de précipitation ou à l'oubli de quelques précautions nécessaires, que je devais ces mauvais résultats ; ils n'étaient pas le fait de la plessimétrie, mais bien celui de son irrégulière application.

En apportant plus d'application à mes recherches, j'ai restreint de beaucoup le nombre de mes fautes ; il en arrivera de même à ceux qui, ne pratiquant pas la percussion d'une manière superficielle, apporteront au contraire à son étude toute leur attention.

Le volume considérable de la glande mammaire gauche s'opposait souvent à la percussion du cœur chez la plupart des femmes; j'ai cherché à éluder cette difficulté et j'y suis parvenu.

Le volume de la glande mammaire droite rendait également difficile la limitation supérieure du foie; les règles que mes recherches m'ont conduit à établir rendent cette limitation très-facile et très-sûre.

J'ai semé çà et là dans diverses parties de mon ouvrage des préceptes plessimétriques qui ne sont indiqués nulle part, ce n'est pas ici le lieu de les énumérer; l'importance de ces préceptes se révélera surtout à ceux qui voudront connaître la plessimétrie non-seulement dans les livres, mais encore sur les vivants. Je pourrais citer d'autres résultats qui me sont propres; mais j'en ai dit assez pour justifier la publication de ce livre; il résume les leçons publiques que je n'ai cessé de faire jusqu'à ce jour dans les salles de M. Piorry.

On pourra me reprocher de les avoir mal exposées, mais on ne me reprochera pas d'avoir rien négligé pour bien faire et pour ne rien omettre. En effet, je ne me suis pas contenté de donner ici les résultats de mon expérience, j'ai appelé à mon aide tous les travaux épars sur la percussion, que j'ai pu me procurer, et j'ai rendu ce que de droit aux auteurs qui m'ont précédé ou qui vivent encore; c'est ainsi que j'ai utilisé les travaux d'Auenbrugger (1) et de Corvisart; c'est ainsi que j'ai mis à profit tout ce qui avait trait à mon sujet dans les travaux de M. Piorry.

(1) On remarquera que j'écris partout Auenbrugger, et non Avenbrugger comme on le fait généralement, parce que je ne pense pas, avec Corvisart, qu'il soit convenable d'altérer les noms propres, pour les accommoder au génie d'une langue étrangère.

J'ai puisé à cet effet dans le *Traité de la percussion médiate;* dans le *Procédé opératoire;* dans les *Traités de diagnostic, de pathologie générale, des maladies du cœur*, etc.; je n'ai pas moins mis à contribution de *nombreux Mémoires* publiés, soit dans les *journaux périodiques*, soit dans les *thèses* de la Faculté, soit encore dans les *Dictionnaires de médecine*, etc., etc.; tous les faits que j'ai trouvés dans ces divers ouvrages et dont je n'avais pas l'expérience personnelle, ont été pour moi l'occasion de nouvelles recherches, et je ne les ai indiqués comme définitivement constatés qu'alors que l'observation clinique ou les expériences faites sur les morts m'en ont démontré l'exactitude.

Mais quelle était la méthode à suivre dans ce travail? La marche était toute tracée : la percussion ayant pour but pratique la connaissance des états pathologiques des organes, il fallait nécessairement avoir des données positives sur leur état physiologique. J'ai donc exposé d'abord pour chaque organe les résultats de la percussion à l'état normal, et les conclusions de cette exposition m'ont servi de base pour l'étude et l'exposition des états morbides.

Voici en second lieu l'ordre que j'ai suivi à l'occasion de chaque organe.

J'ai d'abord indiqué aussi succinctement que possible sa situation topographique, et je me suis appesanti particulièrement et d'une manière à peu près exclusive, sur les rapports utiles à connaître sous le point de vue de la percussion. L'anatomie descriptive ne devait pas entrer dans mon sujet, je l'ai donc passée sous silence, et en cela j'ai suivi l'exemple de mes prédécesseurs (1).

(1) Hoc cavum (de thorace loquitur) ad castæ anatomiæ leges describere superfluum duxi, quoniam simplicitas observationum, in proponendâ veritate inventi, gratam legentibus brevitatem exigit. (Auenbrugger, obs. 1re.)

Après avoir décrit la situation de l'organe, j'ai tiré des conclusions de ses rapports quand il y a eu lieu, et j'ai dit les résultats qu'il était permis d'en attendre.

Je suis passé ensuite à l'exposition du procédé opératoire, et j'ai indiqué les règles qu'on devait suivre pour limiter l'organe avec exactitude.

Mais comme en général celui-ci ne conserve pas toujours, même à l'état normal, des rapports invariables vis-à-vis des organes voisins, je n'ai indiqué les règles plessimétriques qu'après m'être placé dans telle ou telle condition. Ainsi j'ai prévu toutes les circonstances qui peuvent se présenter sans sortir de l'état de santé.

Fidèle à la marche dès longtemps indiquée par M. Piorry, j'ai représenté par des lignes fictives le trajet qu'on doit faire suivre au plessimètre.

Abandonnant dès lors l'organoplessimétrie normale, j'ai passé successivement en revue les états organiques que la percussion peut éclairer.

Je n'ai pas séparé les uns des autres les cas de médecine de ceux de chirurgie, parce qu'on les observe quelquefois simultanément chez un même malade, et qu'en définitive, au point de vue du diagnostic, la médecine et la chirurgie sont non-seulement unies, mais mêlées et confondues en un seul tout.

Lorsque l'état pathologique n'a pas entraîné de modifications dans le procédé opératoire, j'ai passé outre; lors, au contraire, qu'il est devenu nécessaire de modifier ces règles ou même d'en indiquer de nouvelles, je les ai tracées avec d'autant plus de soin, qu'elles étaient à mes yeux plus importantes.

J'ai loué et critiqué avec la même indépendance les opinions qui m'ont paru fondées et celles que j'ai cru fautives.

J'ai étudié presque toujours séparément chacun des états pathologiques ; le diagnostic différentiel découlera naturellement de la comparaison qu'on pourra faire des résultats fournis et par l'un et par l'autre.

Je n'établirai point ici de parallèle entre la percussion et les autres méthodes exploratrices ; ce parallèle ne peut trouver sa place que dans un traité complet de diagnostic ; d'ailleurs, qu'importe le parallèle des méthodes entre elles ? l'une grandira-t-elle le moins du monde au détriment de l'autre ? Usons de tous les avantages que nous donne chacune d'elles, et au lieu de les comparer, associons-les au contraire.

Je suis donc bien loin d'être exclusif, et je forme le vœu qu'il soit publié des traités spéciaux, où chaque méthode d'exploration soit longuement exposée. Un modèle en ce genre, c'est le *Traité pratique d'auscultation* de MM. *Barth* et *Roger;* je puis citer encore l'ouvrage de M. *Woillez,* sur les déformations du thorax.

Puisse mon livre n'être pas indigne des médecins auxquels je le destine! c'est là toute mon ambition.

Je me résume donc, et je dis :

1° Qu'il est une foule de circonstances où le diagnostic est sûr sans la percussion, mais que cette méthode vient encore ajouter à cette certitude;

2° Que dans certaines circonstances où le diagnostic est douteux, la percussion donne la certitude;

3° Que dans d'autres cas enfin où le diagnostic est erroné, la percussion le redresse.

Donc, encore une fois, toutes les méthodes d'exploration sont solidaires l'une de l'autre, et celle-ci reçoit aujourd'hui de celle-là les secours que la veille elle lui prêtait.

Que ceux qui me liront ne croient pas cependant apprendre dans mon livre la percussion; elle ne s'apprend qu'au lit du malade et sur le cadavre. Mon livre contient l'exposé des règles au moyen desquelles cette étude sera plus facile, en même temps les progrès en seront plus rapides, c'est là son but unique. C'est ainsi que lorsque j'ai voulu me familiariser avec les opérations, je ne me suis pas contenté de lire dans mon cabinet le *Manuel* de M. Malgaigne; je suis allé à l'amphithéâtre, et toujours avant d'opérer, je lisais et je méditais les préceptes dont j'allais faire l'application.

Nota. En employant quelques dénominations qui ne sont point encore consacrées par le temps, je n'ai fait qu'obéir à mes convictions et au désir que j'ai de concourir, selon mes faibles moyens, à la réforme de la nomenclature médicale. C'est à la langue grecque que j'ai emprunté l'étymologie des noms que je me suis permis d'employer. Du reste, j'ai eu soin de les faire précéder des dénominations vulgairement usitées. Lorsque je n'ai pas trouvé dans le vieux langage des mots qui rendissent ma pensée, j'en ai créé pour éviter des périphrases.

TRAITÉ PRATIQUE

DE

PERCUSSION.

INTRODUCTION.

> « Expertus affirmo, quod signum, de quo hic agitur, gravissimi momenti sit, non tantùm in cognoscendis, sed etiam curandis morbis : atque ideò primum locum mereatur post explorationem pulsus et respirationis. »
>
> AUENBRUGGER, *Monitorium ad omnes medicos.*

Reconnaître le siége et la nature des maladies, tel est assurément le moyen le plus sûr d'atteindre le but final de la médecine : la guérison des malades. Aussi le diagnostic a-t-il été cultivé avec soin par tous les grands médecins ; mais avant les découvertes modernes tous leurs efforts n'arrivaient souvent qu'à constater l'impuissance de l'art. Si les ouvrages des Baglivi, des Stoll, des Sydenham, fortement empreints du génie de l'observation, font, à juste titre, la gloire de leurs auteurs, ils constatent également la gloire des Auenbrugger, des Laënnec, qui ont doté la science de méthodes d'exploration si faciles et si sûres. Ces grands hommes, par leur sagacité et leur patience dans l'observation des faits, se sont, il est vrai, quelquefois élevés au-dessus de la science de leur époque, mais c'était là un don de leur nature privilégiée; ce don ne pouvait être transmis. C'est ainsi que relativement aux maladies de poitrine, ils avaient su tirer de grands avantages des symptômes généraux, de la dyspnée, de la toux, de l'expectoration, etc., et cependant les erreurs auxquelles les entraînait l'imperfection de la science les avaient si profondément découragés que l'un d'eux, *Baglivi*, s'écriait: « *O quantùm difficile est curare morbos pulmonum! O quantò difficilius eosdem cognoscere et de iis certum dare præsagium! fallunt vel peritissimos et ipsos medicinæ principes.* »

Cette phrase de *Baglivi* fait à elle seule comprendre son époque. Peu de temps après parut l'ouvrage d'*Auenbrugger* (1), et cet ouvage suffit pour donner au diagnostic des maladies de poitrine une certitude jusqu'alors inconnue. Mais avant d'exposer ce que la science doit à ce grand médecin, il convient de rechercher ce qu'ont dit ses prédécesseurs sur la méthode d'exploration qu'il féconda si puissamment.

(1) Inventum novum ex percussione thoracis humani, ut signo, abstrusos interni pectoris morbos detegendi; in-8°, Vindobonæ.

HISTORIQUE.

1° *Percussion directe de l'abdomen aux* XVIe *et* XVIIe *siècles.*

L'origine de la percussion se perd, on peut le dire, dans la nuit des temps. C'est donc à tort que quelques auteurs en ont voulu fixer la découverte à une époque très-rapprochée de nous. Toutefois, comme je n'ai pas d'autre intention que d'esquisser rapidement l'historique de ce mode d'exploration, je ne remonterai pas très-haut dans les annales de la science, et je citerai avant tout autre nom celui d'un chirurgien picard, Jean Tagault (1), comme ayant le premier peut-être parlé de percussion dès le commencement du XVIe siècle.

Viendront ensuite Fabrice d'Aquapendente (2), Danniel Sennert (3), Conrad (4), Hinhoff (5),

(1) Principes de chirurgie. Lyon, 1580. — Autre édition, Paris, 1629.

(2) Traduction de Ravaud. Lyon, 1643. — Autre édition, même ville, 1666.

(3) Trois forts volumes, in-folio. Lugduni, 1650. — Autre édition, même ville, 1658.

(4) De hydrope uteri. Reggioni, 1781.

(5) Diss. de ovario hydropico. Basle, 1718.

Sclenker (1), Cono (2), Willis (3), Rivière (4).

Tagault (5), Fabrice d'Aquapendente (6), Rivière (7), ont indiqué, entre autres signes de

(1) De singulari ovarii morbo. Leyde, 1722.

(2) Halæ, 1727.

(3) Stupendus tumor. Basle, 1731.

(4) Lugduni, 1663. — Autre édition de Genève, 1737.

(5) « Les *inflations* sont faictes d'une vapeur flatueuse que est aucunes fois sous le cuir, et aucunes fois sous les membranes, desquelles les os sont couverts et sous celles qui enferment les muscles ou viscères ; bien souvent aussi telle flatuosité s'amasse dedans le ventricule et les intestins, et en l'espace qui est entre iceux et le péritoine, comme nous voyons dit *Paule* (livre 14), en l'espèce d'hydropisie appelée *tympanites;* telles inflations sont différentes des œdèmes, parce que quand elles sont pressées, elles ne retiennent point le vestige *et rendent sont* (son) comme un tambourin, et aussi que bien souvent elles sont contenues en une grande cavité.» (Édition de Paris, p. 134, 135.)

«Les signes des inflations sont la tumeur résistante au toucher, avec une splendeur luisante, un son comme d'une vessie enflée, ou d'un tambourin quand on le touche. » (Ibid, loco citato, p. 135.)

(6) « Et après estant heurtée, elle résonne comme un tambourg, et d'autant plus que la cavité où elle se tient est ample ; car, *les vents enfermés en icelle et agités par frappement* cherchent passage pour sortir; man n'en trouvant point ils se meuvent vers les côtés, *et pour ainsi résonnent*, signe par lequel elle est distinguée de toutes les autres tumeurs. » (Édition de Lyon, 1666, pag. 96.)

(7) « 1° Hydrops tympanites à tympano nomen habet; siquidem abdomen instar tympani tensum est, et si manu percutiatur sonum consimilem edit, tensio autem illa est à flatibus in abdominis cavitate conclusis. » (Opera medica. Lugduni, 1663, p. 193).

« 2° In tympanite verò venter percussus instar tympani sonum edit; moles abdominis, minus gravis est quàm in ascite. » (Ibidem, liv. XI, c. VI, p.)

la présence des gaz dans les voies digestives ou dans le péritoine, un son particulier qu'ils ont comparé au bruit du tambourin.

Tagault, en parlant de la tumeur aqueuse, dit encore : *qu'elle ne sonne comme vent, mais comme eau* (1). Cono exprime la même pensée en d'autres termes (2) ; Hinhoff (3) et Willis (4), disent en parlant de *l'hydropisie de l'ovaire*, qu'elle ne résonne pas comme la tympanite.

Sclenker (5) ne trouve point de son dans le squirrhe de l'ovaire, tandis que Rivière (6) place la résonnance parmi les signes de la tympanite utérine.

Viennent ensuite un passage de Conrad (7)

(1) Édition de Lyon, 1480, p. 143.

(2) « Circa ascitem ac tympanitem nihil difficultatis occurrit : in illâ enim ferè omnia contrario modo se habent ; hæc, tenso ventre percusso, sonitu se prodit. » (Halæ, 1727, 9 XVIVI.)

(3) « Inquirendum nobis est quo modo hydrops ovarii ab aliis affectionibus distingui debet... 2° A tympanite distinguitur in quo totum abdomen tensum est, ac renitens , instar tympani sonum à percutione edens. » (Basle, 1718, § XXV.)

(4) « Digito percussum abdomen non tympanum sonat. » (Basle, 1731, § IX.)

(5) « Scirrhus ovarii attactus non resonat, ut in tympanitide vel humore flatuoso, uti veteres voluere. » (Opere citato. Leyde, 1722, § XV.)

(6) « Si hydrops uteri afflatibus excitetur, imus venter percussus sonitum edit. »

(7) « In hydrope uterino, tumor distinguitur ab nflatione,

sur l'hydropisie utérine, et un autre passage de Rivière (1) sur la dégénérescence squirrheuse de la rate.

Toutes les citations qui précèdent se réduisent donc à dire : que *l'ascite, le squirrhe de l'ovaire, son hydropisie, celle de l'utérus*, etc., ne résonnent pas comme la tympanite.

Tels étaient, à peu de chose près, relativement à la percussion, les résultats acquis à la science avant la venue d'Auenbrugger. La percussion avant lui n'était donc exclusivement appliquée qu'à l'abdomen, et par conséquent si elle était consignée dans quelques livres, elle était et devait être rarement employée dans la pratique; car, comme je le démontrerai plus loin, la percussion abdominale est féconde ou presque nulle en déductions utiles, suivant le procédé d'après lequel elle est pratiquée. Ici la percussion médiate est d'une absolue nécessité, la percussion directe étant presque nulle dans la plupart des cas où la première est grandement utile.

J'exposerai en leur lieu les raisons anatomi-

cùm tensior, in hâc, abdominis ambitus sit, et si percutiatur, sonum quasi edat. » (Opere citato, § III.)

(1) « Distinguitur à tumore flatuoso qui digitis compressis cedit et murmur ac sonum edit qui in scirrho lienis non reperiuntur. » (Riverii opera, 1737, c. IV, p. 333.)

ques de cette différence; d'ailleurs, la comparaison des deux procédés au lit du malade convaincra plus facilement et plus sûrement que toutes les explications que je pourrais produire.

2° *Percussion directe du thorax à la fin du* XVIIIe *siècle et au commencement du* XIXe.

Ce fut en 1761 (1) que parut à Vienne la brochure d'Auenbrugger sur la percussion du thorax. L'auteur de ce livre n'avait rien emprunté à ses prédécesseurs, car si la percussion était déjà connue, l'application de cette méthode à la poitrine était véritablement *inventum novum*, une découverte nouvelle.

Auenbrugger divise son livre en seize observations disposées en quelque sorte sous forme aphoristique.

Dans la première, il étudie la poitrine à l'état normal;

Dans la seconde, il donne la méthode de la percussion;

(1) Corvisart donne l'année 1763; mais c'est évidemment une erreur, car l'édition originale de Vienne porte le millésime MDCCLXI. Cette édition est excessivement rare, il n'en existe même pas d'exemplaire à la Bibliothèque royale, et celui que j'ai consulté se trouve à la Bibliothèque de l'École de médecine de Paris.

Dans la troisième, il indique ce que signifie en général le son contre nature du thorax.

Il étudie ensuite tour à tour le son contre nature dans les maladies aiguës et chroniques de la poitrine, dans les épanchements pleurétiques (ob. 4, 5 et 6).

Viennent après cela (ob. 8) les affections de l'intérieur de la poitrine qu'on ne découvre point par la percussion, et puis Auenbrugger indique les lésions organiques que l'ouverture des cadavres a découvertes sous le signe de la percussion. Ce sont : 1° le squirrhe du poumon ;

2° Sa fonte en une vomique ichoreuse ;

3° Une vomique purulente fermée, et ouverte dans la plèvre, dans le poumon, dans le médiastin, dans le péricarde ;

4° Un empyème ;

5° Une hydropisie de poitrine dans un ou dans les deux côtés ;

6° Une hydropisie du péricarde ;

7° Une extravasation remarquable de sang dans la cavité de la poitrine ou du péricarde ;

8° Un anévrysme du cœur.

L'ouvrage d'Auenbrugger fut bientôt utilisé en Allemagne. Stoll en fit mention, tant dans son livre intitulé : *Ratio medendi* (1) que

(1) La poitrine rendait (il s'agissait d'une hydropisie con-

dans les aphorismes qu'il a joints à ceux de Boërhaave (1).

Mais la découverte d'Auenbrugger ne devait pas tarder à se répandre ailleurs que dans la patrie même de l'auteur; un médecin de Montpellier, Rozière de la Chassagne, en donna la traduction à la suite d'un Traité des maladies de la poitrine, qu'il publia à Paris, en l'année 1770 (2).

La traduction de Rozière de la Chassagne passa presque inaperçue en France.

Il n'y avait pas longtemps encore qu'elle venait de paraître, lorsque Corvisart commença ses études. Il n'entendit jamais durant leur cours prononcer le nom d'Auenbrugger; il en fut de

sidérable), à la percussion exercée suivant la méthode d'Auenbrugger, un son bien plus mat que celui qu'on obtient d'une poitrine en bonne santé.

(1) Stoll ajoute à la suite de l'histoire de *la pneumonie vraie*, décrite par Boërhaave: « D'après ce qui a été dit, etc., on conçoit pourquoi la région de la poitrine qui contient la partie enflammée du poumon étant frappée, ne donne point ou donne moins de son que l'autre qui lui correspond, c'est ce qu'apprend en général la percussion de la poitrine. » *Cur thoracis regio quæ pulmonis partem inflammatam continet percussa, non, aut minùs resonet secùs ac altera respondens et quid doceat universim percussio thoracis*, etc. (Aph. de Stoll et de Boër., traduits par Corvisart, et publiés à Paris, en l'an VII de la rép. franç. (1797).

(2) Cet ouvrage est assez rare; le seul qu'il m'ait été donné de consulter se trouve à la Bibliothèque royale.

même pendant les premières années qu'il consacra à l'étude de la médecine pratique ; il ignorait donc complétement la découverte du médecin de Vienne, lorsque la lecture des ouvrages de Stoll la lui fit connaître.

Dès ce moment Corvisart pratiqua la percussion avec persévérance sur le vivant comme sur le cadavre, et après vingt années d'observation et d'expérience, il publia une nouvelle traduction de l'ouvrage d'*Auenbrugger* avec des commentaires.

L'ignorance complète dans laquelle on était en France de l'ouvrage d'*Auenbrugger*, les travaux, la grande réputation et la position élevée de Corvisart, lui auraient rendu certainement très-facile de s'approprier l'œuvre d'*Auenbrugger ;* il préféra donner un noble exemple, et se contenter de la gloire plus modeste de traducteur. « J'aurais pu, dit-il, m'élever au rang d'auteur en refondant l'œuvre d'*Auenbrugger*, et en publiant un ouvrage sur la percussion ; mais, par là, je sacrifiais le nom d'*Auenbrugger* à ma propre vanité, je ne l'ai pas voulu : c'est lui, c'est sa belle et légitime découverte que j'ai voulu faire revivre. » (Préf., p. xiij et xiv.)

Non-seulement *Corvisart* eut la gloire de traduire l'ouvrage d'*Auenbrugger* et de l'enrichir de savants commentaires, mais encore il démontra chaque jour à sa clinique les immenses avantages de la percussion, il la popularisa parmi ses élèves, et ses élèves la popularisèrent bientôt dans toute la France et dans toute l'Europe.

Cependant, alors même, la percussion eut des adversaires et des détracteurs; un certain *l'OEillart d'Avrigni* écrivit dans un ouvrage périodique (1) : « qu'il n'accordait à la percussion aucune espèce de confiance. » Cet aveu n'a rien de surprenant, car M. *d'Avrigni* n'avait jamais pratiqué la percussion, et l'on ne peut estimer ce que l'on ignore. C'est encore ainsi que les paresseux et les ignorants sont en grand nombre parmi les adversaires actuels de la percussion.

Merat combattit *M. d'Avrigni* par ses propres armes sans prendre, dit-il, la peine auparavant d'examiner les titres de ce médecin, de peur qu'il ne méritât pas une réfutation (2).

Corvisart était près de s'éteindre, et la forte impulsion qu'il avait imprimée à la percussion fut pendant longtemps suspendue; Merat seul

(1) De la percussion dans les maladies de la poitrine; mémoire inséré dans le tome LXVII du Journal général de médecine, page 56.

(2) Remarques sur l'écrit de M. d'Avrigni. Oper. cit. même volume, page 252.

continua la lutte contre les détracteurs de cette méthode; il donna dans un excellent article la substance de tous les travaux jusqu'alors publiés sur la percussion; mais le grand Dictionnaire des sciences médicales n'était pas à la portée de toutes les fortunes, et la percussion en souffrit.

Laënnec perfectionna, dit-on, la percussion. J'ai cherché dans son immortel ouvrage quelques traces de ce perfectionnement, je ne l'ai trouvé nulle part. Non-seulement *Laënnec* n'a rien dit de nouveau sur la percussion, mais il n'a pas même exposé tous les résultats indiqués par *Auenbrugger* et par *Corvisart*, et cela ne doit pas surprendre; *Laënnec* était alors entièrement absorbé par l'auscultation. Cette admirable découverte devait faire toute sa gloire, elle devait occuper, à elle seule, toute sa vie.

Cette méthode fut même nuisible à la percussion; elle pouvait lutter avec celle-ci par ses avantages, et elle l'emportait sur elle par sa nouveauté. Non-seulement toutes les pensées de Laënnec étaient portées vers l'auscultation, mais il avait entraîné vers elle tous les amis du progrès. La percussion fut ainsi délaissée; mais elle se releva bientôt et avec éclat.

3° *Percussion médiate.*

C'est en 1828 que M. Piorry *publia* le *Traité de la percussion médiate.* Ce livre renfermait un grand nombre d'expériences cadavériques et d'observations cliniques, recueillies avec le plus grand soin dans les hôpitaux et les amphithéâtres (1826 et 27) en présence d'un nombre considérable de médecins et d'élèves, et ces faits étaient interprétés avec une sagacité et une impartialité telles, que des nombreux corollaires dont l'auteur les avait fait suivre, aucun plus tard n'a pu être légitimement contesté. Avant sa publication, le *Traité de la percussion médiate* avait été soumis à l'Académie des sciences, et ce corps savant avait déjà montré, en accordant à M. Piorry un des prix Monthyon, combien son travail lui paraissait important pour les progrès de la médecine. On peut dire, en effet, que par une plus grande certitude donnée à des faits déjà connus, par l'observation bien plus facile et plus sûre de ces faits par la nouvelle méthode, et surtout par les nombreuses applications de la percussion contenues dans ce livre et qui n'avaient pas été soupçonnées, M. Piorry a non-seulement découvert la percussion médiate, mais qu'il a *réinventé* en quelque sorte la percussion qui jusqu'alors avait été peu pratiquée et restreinte dans ses applications à un petit nombre d'organes. *Auenbrugger* avait écrit : J'ai prévu qu'en publiant cet ouvrage, je trouverais des difficultés à chaque pas, car je n'ignore point que les traits de l'envie, de la haine, de la médisance et de la calomnie, n'ont jamais épargné ceux qui ont enrichi les arts ou les sciences de quelque découverte. Je suis décidé à courir le même péril ; mais avec cette ferme résolution, que ce n'est pour aucun de ceux que je viens de nommer, que je vais rendre compte de mes observations. « Prævidi autem multum benè, quod scopulos non exiguos subiturus sim, simul ac inventum meum publici juris fecero. Enim verò invidiæ, livoris, odii, obtrectationis, et ipsarum calumniarum socii, numquàm defuerunt viris illis, qui scientias et artes suis inventis aut illustrârunt aut perfecerunt. Idem discrimen subire constitui ; sed eo proposito, ut prædictorum nemini mearum observationum rationem sim redditurus. »

Il existait un intervalle de soixante-sept ans entre la publication d'Auenbrugger et celle de M. Piorry ; ce long espace de temps n'avait pas suffi pour changer les hommes. M. Piorry dut s'en apercevoir; les sourdes menées et la calomnie ne lui manquèrent pas. Il y a quelques années encore, je m'en souviens, à mon arrivée à Paris, dans les cliniques officielles, non-seulement le plessimètre était repoussé, mais traité avec grand mépris : un certain sourire de dédain s'était communiqué de la chaire du professeur aux élèves les plus ignorants et les plus incapables, et ceux-ci croyaient faire preuve de science et se poser en *esprits forts* en tournant en ridicule la percussion médiate et son inventeur ; et cependant, alors même on profitait des travaux de l'auteur, et tout en repoussant le plessimètre on adoptait la percussion médiate, mais on la pratiquait sur le doigt et on s'efforçait d'accréditer dans le public que ce procédé était connu avant les travaux de M. Piorry, mais on ne se mettait point en peine de donner les preuves d'une allégation aussi mensongère.

Cependant M. Piorry ne perdit pas courage; appuyé par quelques amis qui osèrent se déclarer pour lui, il fit dans les divers hôpitaux où il fut successivement médecin, des leçons cliniques, et chaque jour il démontrait à ses élèves les nombreux avantages pratiques de la plessimétrie. Sans doute, dans cette lutte, il porta parfois l'énergie dans la défense jusqu'à une certaine idolâtrie de son œuvre; mais il en est toujours ainsi des inventeurs, alors surtout qu'ils sont persécutés. Il ne faut pas oublier d'ailleurs que M. Piorry était seul contre des adversaires nombreux, passionnés aussi, puissants, et peut-être jaloux ; plusieurs fois même dans les concours il fut puni de son invention. Enfin cette longue lutte fut terminée en 1840 ; M. Piorry fut nommé professeur de pathologie interne à la Faculté de Paris ; une nouvelle ère s'ouvrit pour la percussion, et, au grand avantage des élèves et des malades, la plessimétrie est devenue obligatoire dans les examens.

J'exposerai plus loin les règles de la percussion médiate, ses avantages sur la percussion directe, et j'indiquerai successivement dans le cours de mon livre les faits nombreux que la science doit à M. Piorry. Je dirai seulement ici que depuis la première publication de ce professeur, la percussion s'est agrandie considérablement, surtout par les travaux ultérieurs de l'inventeur et de quelques-uns de ses élèves. J'ai moi-même tenté d'apporter quelques pierres à ce grand édifice; tous ces perfectionnements seront exposés dans des articles spéciaux.

Définition de la percussion. — Ses différentes méthodes.—Description des plessimètres généralement usités.

Qu'est-ce donc que la percussion? M. le professeur Piorry la définit : une méthode d'exploration par laquelle une impulsion imprimée à un organe ou aux parois d'une cavité produit un son et un degré de résistance propres à faire juger de l'état matériel de la partie qu'on ex plore. (Perc. méd. p. 6.)

Deux méthodes peuvent être employées à la pratique de ce moyen d'investigation; elles sont connues sous les noms de *percussion directe ou immédiate* et de *percussion médiate.*

1° *Percussion immédiate.*

Elle consiste à frapper directement les parties qu'on explore.

Auenbrugger percutait avec l'extrémité des doigts rapprochés les uns des autres et allongés (adductis ad se mutuò et in rectum protensis digitorum apicibus). (Obs. 2. p. 28.)

Corvisart, de son côté, frappait *à main ouverte*, c'est-à-dire avec le plat de la main, afin, dit-il, de mieux apprécier l'étendue de l'endroit du thorax qui ne résonne pas, et apprécier avec plus de justesse la grandeur de l'obstacle. Cet auteur alliait souvent sa méthode à celle d'Auenbrugger, tout en déclarant du reste qu'elle ne pouvait avoir lieu indistinctement comme cette dernière sur tous les points du thorax.

2° *Percussion médiate.*

Elle consiste à ne frapper les parties qu'on veut examiner qu'avec l'intermédiaire d'un corps étranger quel qu'il soit. Les uns se servent de un ou de plusieurs doigts de la main qui ne percute pas; les autres, et c'est aujourd'hui le plus grand nombre, font usage d'un corps étranger d'épaisseur et de nature variables appelé plessimètre (de πλησσω, je frappe, ou πλησσις, percussion; μετρον, mesure). De là cette double distinction de : *Percussion médiate digitale, et percussion médiate plessimétrique* (1).

(1) Je dois mentionner une autre méthode de percussion médiate qui consiste à frapper le corps intermédiaire, non plus avec la main droite, mais bien avec un corps étranger. Le docteur Winterich de Wurzburg a proposé de se servir d'un marteau, dont il a décrit les avantages dans un journal de médecine de Berlin (Berliner. Medicin. central. zeit. Januar. 1841). M. Corrigan propose un autre mode de percussion médiate. Il consiste à frapper sur l'un des doigts de

Une petite palette servit d'abord de plessimètre à M. Piorry ; voici comment il s'exprime à ce sujet : L'épaisseur de cet instrument est d'une ligne, sa longueur et sa largeur de 2 pouces ; il est supporté par une tige recourbée, taillée dans la direction des fibres du bois, et

la main gauche, avec l'opercule d'un stéthoscope. Cet opercule est creusé dans toute sa circonférence d'une gouttière garnie de caoutchouc, qui présente lui-même une concavité destinée à s'appliquer parfaitement sur la convexité de la phalange. Ce caoutchouc paraît avoir pour usage d'empêcher la percussion d'être douloureuse. Il m'a été présenté ces derniers jours par un jeune homme plein de mérite, M. Bigelow fils, un instrument percuteur dont il se sert avec beaucoup d'habileté. Cet instrument a été imaginé par M. le professeur Bigelow père, qui s'en sert aussi en guise de marteau, dans son hôpital de Massachusetts, à Boston (États-Unis). Il ressemble absolument, sauf les proportions, à celui dont les musiciens font usage pour frapper les grosses caisses. L'auteur y a joint un stéthoscope, dont l'opercule est large de deux centimètres environ à sa circonférence. Cet opercule remplace le plessimètre de M. Piorry. M. Bigelow lui trouve l'avantage de pouvoir bien s'appliquer aux espaces intercostaux. Il est probable que MM. Winterich, Corrigan et Bigelow trouveront peu d'imitateurs, parce que peu de médecins voudront se priver du bénéfice de la sensation tactile, sensation tellement précieuse pour celui qui percute, que Corvisart et tous ceux qui l'ont suivi s'accordent à lui reconnaître une grande importance. Je n'ai pas cru pouvoir passer sous silence les modifications dont je viens de parler ; mais je l'ai fait seulement à titre historique, et sans y attacher une valeur réelle. Cependant, ces divers instruments sont une preuve que la percussion a déjà gagné du terrain, puisque des médecins instruits et amis du progrès s'efforcent de perfectionner cette méthode, en substituant de nouveaux procédés au procédé de M. Piorry.

faisant corps avec la plaque ; la courbure de ce manche est destinée à rendre l'application de l'instrument plus facile. Le sapin, employé par les luthiers pour la fabrication des instruments à cordes, fut d'abord la substance que je crus préférable : la difficulté de porter ce plessimètre à cause de sa forme recourbée, la mollesse du bois sur lequel l'ongle laissait des traces profondes, l'extrême fragilité de son manche, me prouvèrent bientôt que la forme et la substance de l'instrument n'étaient pas les plus convenables possibles (op. cit. p. 15).

Il serait inutile d'indiquer ici les modifications successives que son auteur a fait subir au plessimètre pour le perfectionner; ses tentatives nombreuses l'ont enfin conduit à adopter définitivement, depuis plusieurs années, le plessimètre dont je vais donner la description : il consiste en une plaque d'ivoire circulaire, de 2 millimètres d'épaisseur sur une largeur de 50 millimètres. Cette plaque n'a point de rebord, et présente aux deux extrémités de l'un de ses diamètres deux auricules, ou petites saillies, longues de 3 centimètres, hautes de 12 millimètres, excavées en dehors pour s'accommoder à la convexité des doigts, et rendues rugueuses à l'aide de rainures assez profondes, pratiquées à la lime. Le même instrument présente, sur la surface qui regarde les auricules, une échelle graduée pour servir à noter les dimensions que les organes présentent à l'état physiologique, en même temps que les changements de place, de densité, de forme et de volume dont ils sont susceptibles à l'état pathologique.

Tel était l'instrument dont je faisais usage depuis le commencement de mes études, lorsque j'imaginai d'en réduire les proportions, afin de le rendre, dans une foule de cas, d'une application plus facile (1); à cet effet, je fis exécuter un plessimètre ovale, en ivoire, qui ne présenta plus que 3 centimètres de largeur sur 5 de longueur. Cet instrument obtint quelque succès; plusieurs médecins l'adoptèrent. De ce nombre

(1) Voici ce que j'écrivais à ce sujet dans le journal l'Esculape, pour l'année 1840 : Au lieu de conserver au plessimètre une forme arrondie, comme l'a fait M. Piorry, je lui ai donné une forme ovale, bien convaincu qu'il peut dans tous les cas remplacer le premier, et que dans certaines circonstances, telles que celles où il s'agit de percuter sur la ligne médiane (alors surtout que le sternum est fortement déprimé), sous les clavicules, au-dessus de ces os sur le sommet du poumon, et parfois dans quelques espaces intercostaux, etc., il est d'une application plus facile, et ne permet pas ainsi l'interposition de l'air entre lui et le point du corps sur lequel on l'applique. De plus, sa forme en quelque sorte linéaire sur les côtés, permet de limiter plus exactement des organes linéaires, tels que l'artère aorte, le bord supérieur du foie, etc.

fut le docteur Bennett, qui l'a fait représenter dans le Journal mensuel des sciences médicales de Londres et d'Edimbourg (1). Il y avait quelques jours à peine que cet instrument était connu, lorsque je compris qu'il était possible de lui faire subir une modification capable de rendre la percussion en quelque sorte populaire. L'avenir m'a prouvé que je ne m'étais point trompé. Cette modification consista à ajouter des charnières à la plaque d'ivoire. Ce fut un habile coutelier (2) qui mit ce projet à exécution. A ces charnières furent adaptées des auricules, qui s'appliquèrent très-bien sur l'une des faces de la plaque d'ivoire. Un peu plus tard, je crus qu'il était préférable que ces auricules pussent se relever indifféremment sur l'une ou l'autre des faces de l'instrument. Réfléchissant enfin que ce plessimètre en ivoire pourrait bien, s'il n'était pas fait par des mains habiles, ne pas présenter toute la solidité désirable, j'en fis faire quelques-uns en métal, et je choisis le maillechort. J'aurais pu prendre également le cuivre, l'argent, etc. M. Piorry avait d'abord pensé que le métal de-

(1) On the art of percussion, as applied to the diagnosis of thoracic and abdominal diseases. Monthly journal of Med. science for february 1842.

(2) M. Luër, fabricant d'instruments de chirurgie, rue de l'École de Médecine, 12.

vait être peu favorable à la percussion, en ce qu'il donnait lieu à un tintement particulier, susceptible de faire prendre le change sur des bruits analogues fournis par les organes médiatement percutés. Plus tard il écrivit, après de nouvelles recherches, que le cuivre, l'argent, le maillechort, etc., pouvaient remplacer parfaitement l'ivoire, qu'ils ne valaient pas mieux, qu'ils ne valaient pas moins (Procédé opératoire, page 22). Quelle que soit donc la matière que l'on emploie pour faire un plessimètre, cela importe peu, pourvu qu'elle transmette facilement les vibrations sonores; car à la qualité de son fournie par les organes, s'unira toujours le bruit particulier de l'instrument, lequel bruit étant toujours le même, permettra toujours aussi de percevoir les différences de clarté ou de matité que fourniront les parties sous-jacentes. Je dirai donc avec M. Piorry : « Qu'il suffit, dans le jugement qu'on porte sur la sensation qu'on éprouve, de déduire le bruit de la plaque, et de ne tenir compte que de la différence donnée par les organes. En représentant par A le son du plessimètre, par B celui des poumons, et par C celui du foie, B et C ne resteront pas moins très-distincts l'un de l'autre, bien que A leur soit ou non ajouté (op. cit. page 21).

Parallèle entre la percussion médiate digitale et la percussion médiate plessimétrique.

J'en ai dit assez jusqu'à présent pour faire comprendre les motifs qui ont fait justement préférer la percussion médiate à la percussion directe ; tout le monde d'ailleurs est d'accord sur ce point ; une seule question reste donc à résoudre, c'est celle de savoir à quel instrument médiateur il faut accorder la préférence, du doigt ou bien du plessimètre. La raison indique celui qui transmet le plus fidèlement les vibrations sonores, et qui par conséquent permet le mieux à l'oreille d'en bien saisir les diverses nuances. Il est donc évident qu'un corps solide et conducteur du son, tel que l'est, par exemple, une plaque mince d'ivoire, de sapin, de buis ou de métal, remplira mieux les conditions voulues que tout autre corps moins sonore.

Nous verrons bientôt combien la percussion, pratiquée suivant la méthode d'Auenbrugger, se trouvait en défaut, alors qu'il s'agissait de la pratiquer sur des muscles épais ; comment donc a-t-on raisonnablement pu songer à se servir, comme instrument de médiation, d'un ou de plusieurs doigts composés de parties molles assez épaisses? Pour légitimer cette préférence, quelles raisons a-t-on fait valoir ? On s'est contenté d'écrire *que le doigt était infiniment plus commode*, comme si l'on n'aurait pas dû se demander plutôt s'il était au moins aussi utile ? On acquerra bientôt la preuve du contraire, pour peu qu'on veuille réfléchir aux principaux inconvénients qui s'attachent au doigt.

Celui-ci, en effet, est en général moins bien supporté par les malades, par cela seul que, cédant à l'impulsion de la main qui le frappe, il s'enfonce dans les tissus et détermine au loin des ébranlements dont il importe autant que possible de borner l'étendue, ce qui devient on ne peut plus aisé avec le plessimètre, qu'on peut tenir solidement fixé par ses deux auricules.

Cette sensation pénible dont je viens de parler, et qui ne laisse pas que d'affecter d'une manière désagréable bon nombre d'hommes qui jouissent d'ailleurs d'une bonne santé, cette sensation, dis-je, fait assez pressentir combien la *percussion digitale* doit être douloureuse lorsqu'on la pratique sur des points de l'économie dont la sensibilité se trouve exagérée par l'existence d'un vésicatoire récent, d'un moxa, d'un abcès, etc.; aussi le plessimètre de M. Piorry a-t-il été dans tous ces cas justement préféré.

Il est une autre circonstance qui concourt à

augmenter la douleur quand on se sert du doigt; elle se rapporte au peu d'étendue de ses phalanges, qui concentrent dans des points limités la somme des souffrances que le plessimètre rend plus supportables en les divisant sur une plus grande surface.

A la vérité les partisans du doigt ont fait valoir que son application était plus facile dans les espaces intercostaux, par exemple; mais, d'une part, le plessimètre s'applique parfaitement avec un peu d'habitude dans tous ces intervalles, et d'une autre part ceux qui ont élevé cette objection ont fait allusion aux cas exceptionnels, c'est-à-dire à ceux qui se rencontrent chez des sujets amaigris par l'âge ou par les maladies.

Il est nécessaire, si l'on veut avoir des limites aussi exactes que possible, de percuter souvent sur le bord du plessimètre; comment donc le doigt pourrait-il remplacer alors cet instrument, dès qu'on ne peut le frapper que sur le milieu de ses phalanges?

Lorsque les doigts percuteurs arrivent sur le doigt percuté, ils glissent sur la peau, ce qui affaiblit la sensation tactile; outre ce désavantage, l'angle suivant lequel on croit avoir percuté se trouve changé; de là erreur dans les résultats, comme si l'on percutait par-dessus une chemise qui serait assez mal fixée pour se laisser entraîner par le doigt. Le plessimètre ne partage pas cet inconvénient, car le doigt ne glisse pas sur lui.

Lorsqu'il s'agit de percuter des malades dont les tissus se trouvent infiltrés, ou même lorsqu'il est nécessaire de déprimer les parois abdominales pour aller explorer des points plus ou moins éloignés de la périphérie, la peau vient recouvrir le doigt qui se prépare à recevoir le choc, tandis qu'avec le plessimètre il n'en est point ainsi.

Si malgré le parallèle que je viens d'établir, quelques-uns de mes lecteurs se renferment encore dans le doute, touchant l'instrument de médiation qu'ils devront adopter, je leur conseillerai de percuter alternativement le même organe sur le doigt et sur le plessimètre, afin de puiser leur conviction dans les résultats comparatifs qu'ils obtiendront, bien plutôt que dans mes paroles ; je conseillerai de plus à ces mêmes hommes d'expérimenter non pas tant sur les vivants que sur les cadavres, pour qu'ils puissent avoir sur-le-champ la confirmation de leurs expériences. Jusqu'à ce qu'ils se soient livrés à cette étude, je leur demanderai de suspendre leur jugement quel qu'il soit; en attendant aussi je leur dirai que tous les auteurs recommandables préfèrent le plessimètre dans l'exploration de l'abdomen, et lorsqu'il s'agit de percuter sur des points endoloris par différentes causes; or, je le demande, comment se ferait-il que le plessimètre indiquât quelque chose là où les doigts ne disent presque rien, ou même rien du tout, comment se ferait-il qu'on eût recours à lui toutes les fois qu'il s'agit de ménager la sensibilité des malades, et que l'on pût nier sa supériorité dans la grande majorité des cas, soit que le malade souffre, soit qu'il ne souffre pas?

Reproches adressés à la percussion.

Une lecture attentive des ouvrages de Corvisart prouve jusqu'à l'évidence qu'Auenbrugger n'avait pas dit le dernier mot sur la percussion et que cette méthode était susceptible de perfectionnements dans les mains d'un homme de talent qui l'exercerait avec persévérance. Mais que peuvent les efforts du génie en présence de difficultés insurmontables? Il faut bien qu'il reconnaisse son impuissance et qu'il s'arrête! Corvisart sut tirer tout le parti possible de la percussion directe; mais l'imperfection même de la méthode ne lui permit pas de l'étendre à l'étude des maladies dont l'abdomen peut devenir le siége ; et cependant l'étude de cette cavité n'était pas dépourvue d'intérêt, car combien d'indications thérapeutiques ne naissent-elles pas de la connaissance rigoureuse des conditions physiques de la rate, du foie, de l'intestin, etc. Si la science eût possédé des moyens plus parfaits d'investigation, Corvisart les eût utilisés sans doute, et c'est parce que ces moyens lui manquaient qu'il n'indiquait pas le son clair que rend le sommet du poumon dans la région sus-claviculaire ; c'est pour le même motif aussi que les omoplates, les muscles pectoraux et les mamelles obscurcissaient considérablemen , les qualités du son correspondant à toutes ces parties; aussi une percussion forte était-elle recommandée par *Auenbrugger* toutes les fois qu'on avait affaire à des sujets d'une forte constitution.

Nous avons vu combien la percussion avait été mal appréciée, critiquée même sévèrement ; mais quelle méthode nouvelle ne soulève pas des préventions ? Aussi la percussion directe trouva-t-elle des détracteurs, et lui reprocha-t-on d'être une méthode à la fois douloureuse, fatigante pour le malade et même susceptible de lui nuire; on lui reprocha non-seulement de ne pas offrir des résultats aussi satisfaisants à l'égard de telle région de l'économie ou de telle autre, mais encore d'être d'une application difficile, et parfois impossible dans certaines circonstances d'organisation et de maladie; bien plus, on fit retomber sur elle les torts qui n'étaient rien moins que l'œuvre d'une exploration inhabile. De là le dédain que quelques-uns en firent; mais s'ils avaient consacré à son étude une partie du temps qu'ils employaient à la discréditer, leur critique eût été moins amère, et la science, sans aucun doute, en serait plus riche aujourd'hui. A la vérité, il faut bien reconnaître que la percussion demandait pour s'étendre et se perfectionner une nouvelle méthode; mais en attendant cette découverte, pourquoi parler si haut de douleurs, de fatigues, et même de dangers pour le malade? Ces objections, alors même qu'elles étaient fondées pour la plupart, devaient-elles dispenser de pratiquer la percussion dans certaines circonstances déterminées? Non certainement, car ceux mêmes qui la repoussaient pour ces prétendus motifs, arrachaient des cris aux malades quand il s'agissait de diagnostiquer une luxation, une fracture, etc.: était-il plus raisonnable de la condamner à l'oubli parce qu'elle n'était pas assez étendue dans son application, ou bien encore parce qu'elle se trouvait paralysée parfois dans son emploi, par la présence d'un vésicatoire, d'un moxa, d'une pleurodynie, etc. ? Ces considérations, encore une fois, n'étaient pas suffisantes pour réduire au néant la découverte du médecin de Vienne.

Combien à plus forte raison a-t-on lieu d'être surpris d'entendre adresser ces reproches à la percussion médiate par des hommes haut placés dans la science, qui regretteront un jour de n'être pas entrés franchement dans la voie du progrès ! Pensent-ils par hasard avoir la raison de leur côté, quand aux blâmes qu'on leur adresse touchant la négligence qu'ils affectent pour ce moyen de diagnostic, ils répondent : *Je ne pratique pas la percussion, et je ne m'en conduis pas moins bien dans ma pratique?* Comment donc peuvent-ils parler aussi légèrement d'une méthode qui leur est inconnue? Comment peuvent-ils avancer qu'ils font tout aussi bien sans elle ? Mieux vaudrait qu'ils eussent le courage d'avouer leur ignorance, et qu'ils ne rougissent pas de consacrer quelques heures à une étude qui leur serait certes bien profitable ; ils porteraient ensuite un jugement avec connaissance de cause. Cette étude, il est vrai, demande une application soutenue ; elle demande en outre, pour que ses difficultés soient aplanies, qu'on la soumette à des règles. La nécessité s'en fit sentir à M. Piorry dès les premiers temps qui suivirent la découverte de la percussion médiate ; il est donc nécessaire d'en dire quelques mots, et c'est ici le lieu d'entrer dans des généralités qui m'éviteront bien des répétitions lorsqu'il s'agira de chaque organe que j'étudierai bientôt séparément.

Règles générales.

Les premières conditions et les plus importantes peut-être que réclame l'emploi de la percussion sont : 1° celles qui ont trait aux positions diverses que le médecin doit faire prendre à ses malades, suivant les parties qu'il veut examiner ; et 2° celles qui s'appliquent à la connaissance rigoureuse des rapports des organes entre eux. A défaut de ces précautions et des notions anatomiques suffisantes, l'explorateur le plus habile n'obtiendra souvent que des résultats incertains ou même négatifs.

Dans la majorité des cas il n'y a pas d'inconvénient à ce que les malades soient examinés à nu ;

on voit mieux ce qu'on fait, et l'on jouit d'ailleurs d'un autre avantage, celui de pouvoir tracer à l'extérieur, des figures en rapport soit avec le volume et la forme des organes renfermés dans les cavités abdominale et thoracique, soit avec la présence d'une production anormale solide, liquide ou gazeuse, existant dans le péritoine, la plèvre, etc. On conçoit tout d'abord l'importance de cette limitation, qui permet de suivre jour par jour la marche rétrograde ou progressive de bien des maladies.

Si telle région du corps, actuellement soumise à l'examen plessimétrique, se trouvait par hasard infiltrée, on noterait cette circonstance, parce que les figures dessinées à une époque plus ou moins éloignée de la première exploration devront se ressentir du retrait éprouvé par la peau lors de la diminution ou de la disparition complète de l'œdème. Dans des cas de cette nature, on comparera donc toujours les dernières mesures à celles des explorations précédentes.

Si dans le cours de la maladie les tissus venaient à s'infiltrer, on tiendrait compte également de cette complication.

Il arrive souvent que des gaz se développent dans l'intestin en telles proportions, qu'ils dilatent plus ou moins les parois abdominales. Cette dilatation ne peut pas avoir lieu sans agrandir en tous sens telle figure que ce soit qu'on aurait tracée sur la peau, *et vice versâ*, si des gaz en quantité notable se sont échappés de l'intestin. Ces deux circonstances pouvant se présenter tous les jours dans la pratique, et d'un moment à l'autre, en quelque sorte, chez le même sujet, il convient de prendre les précautions que je viens d'indiquer pour l'infiltration des tissus.

Toutes les fois qu'il ne sera pas absolument nécessaire de se livrer à une exploration minutieuse dont les résultats méritent d'être notés, les malades pourront conserver leur chemise ou des tissus fins, tels que vêtements de soie, de flanelle, etc. On courrait le risque de commettre des erreurs si l'on percutait à travers des gilets de laine dont les mailles emprisonnent toujours de l'air dans des proportions variables.

Les muscles seront tenus dans le relâchement, surtout quand il s'agira de la percussion du bas-ventre, parce que le fait même de la contraction musculaire est souvent suffisant, d'une part pour obscurcir les sons des régions que ces muscles protégent, et d'une autre part pour empêcher le plessimètre de se rapprocher autant qu'il est nécessaire des parties plus ou moins éloignées de la périphérie.

Dans aucun cas la température du plessimètre ne sera inférieure à celle des parties sous-jacentes, afin que les malades n'en éprouvent pas de sensation pénible.

L'instrument sera maintenu solidement fixé entre le pouce et l'indicateur de la main gauche, et très-exactement appliqué sur les parties, *afin qu'il fasse corps en quelque sorte avec elles*, comme l'a très-bien indiqué M. Piorry ; s'il existait le moindre vide entre le plessimètre et les points qu'il recouvre, ce vide devrait être à l'instant comblé, sans quoi on s'exposerait à obtenir des sons qui rappelleraient soit le bruit métallique, soit même les résonnances diverses que fournit l'intestin distendu par des gaz.

On percutera indifféremment avec deux ou trois doigts suivant l'habitude qu'on aura contractée; mais il m'a paru qu'il suffisait dans presque tous les cas de l'indicateur et du médius fixés l'un contre l'autre. J'ai rarement arc-bouté le pouce contre ces deux doigts, ainsi que le conseille M. Piorry ; les motifs qui m'éloignent de cette pratique sont : 1° que les deux doigts jouissent d'une plus grande mobilité ; 2° que l'on communique aux malades, toutes choses égales d'ailleurs, des impulsions moins fortes et par conséquent moins pénibles, par cela seul que ce sont les deux doigts qui tombent sur le plessimètre, et non pas la main tout entière ou même l'avant-bras qui viennent s'appesantir de tout leur poids sur les parties frappées, et cette manière de voir me paraît d'autant plus juste, qu'involontairement on percute avec un seul doigt dans certains cas où la percussion la plus légère augmente les douleurs ou même les éveille.

Les deux ou trois doigts employés à la pratique de la percussion devront arriver en même temps sur la plaque d'ivoire ou de métal, et dans tous les cas la direction de la ligne droite qu'ils affectent par leur réunion sera basée sur la direction elle-même des lignes représentées par la circonférence des organes; ainsi, lorsqu'il s'agira par exemple de limiter le bord supérieur du foie, la pulpe des doigts regardera le bord supérieur de cet organe; si c'est la base du cœur que l'on recherche au contraire, les mêmes doigts seront dirigés suivant une ligne parallèle à la ligne médiane du sternum. La raison de cette manière de faire est assez facile à concevoir. En effet, si, loin de se conformer à cette règle pour la limitation supérieure du foie, on llait percuter de haut en bas, en se servant par exemple : De trois doigts dirigés parallèlement à l'axe du corps, il se pourrait faire qu'on rapportât la position de la glande hépatique à un centimètre, un centimètre et demi plus haut qu'elle ne le serait, et cela uniquement parce que la résonnance pulmonaire, éveillée par le doigt le plus rapproché de la clavicule, serait masquée par la qualité de son que donnerait le foie au niveau des deux autres doigts employés à la percussion.

On évitera avec le plus grand soin de faire intervenir les ongles dans toute recherche plessimétrique, parce que le bruit du claquement qu'ils déterminent apporte toujours aux sons que l'on évoque des modifications dont il faut se défendre.

On percutera aussi rapidement que possible, pour bien apprécier les transitions de son qui deviendront d'autant plus sensibles qu'elles frapperont l'oreille à des intervalles plus rapprochés.

Le choc sera brusque, rapide, si l'on veut connaître seulement les degrés d'élasticité, de sonorité fournis par les organes.

Mais si l'on veut se faire une idée nette du degré de leur résistance et de leur dureté, les doigts demeureront appliqués un instant sur le plessimètre, dans le but d'intercepter l'étendue des vibrations sonores; ainsi le doigt abandonne la touche du piano quand il s'agit d'arrêter brusquement les oscillations de la corde qui vibre.

Il se produit à la suite de toute percussion deux sensations distinctes qu'il importe de bien analyser; ce sont : *La sensation tactile et la sensation acoustique.* C'est faute de bien saisir la première, que bon nombre d'observateurs ne distinguent pas, ou distinguent à peine des nuances de son que celui qui percute saisit parfaitement.

On évitera de percuter sur un plessimètre mouillé, parce que cette circonstance favorise le glissement des doigts, et affaiblit la sensation tactile.

Tout corps sonore, tel qu'une croix d'argent, un collier, un chapelet, etc., devra soigneusement être écarté de la poitrine ou du col des malades, parce que la résonnance particulière qui se pourrait produire serait capable d'induire en erreur, relativement aux véritables sons que l'on doit obtenir (1).

(1) Laënnec fait mention d'un *cliquetis* particulier que la percussion faisait entendre sur une femme qui portait un crucifix métallique dont les diverses parties étaient mal

La ligne de démarcation une fois bien établie entre deux nuances de son, on s'assurera à plusieurs reprises de son exactitude, en percutant dès lors avec la plus grande attention sur le bord du plessimètre le plus rapproché de cette ligne, tantôt avec force, tantôt avec légèreté.

Dans tous les cas où l'on aura lieu de soupçonner la présence d'un liquide dans une cavité, on fera prendre aux malades diverses positions, afin de s'assurer des changements de son produits par les déplacements successifs du liquide.

Les points percutés devront l'être toujours avec tous les ménagements possibles, de telle sorte que l'investigation ne soit pas nuisible aux malades, et qu'ils ne soient pas exposés à de fortes secousses ; c'est pourquoi l'on s'efforcera d'empêcher le plessimètre de se laisser entraîner dans la direction des doigts qui viendront le frapper ; il devra recevoir le choc et le communiquer, il ne remplira d'autre rôle en un mot que celui d'un corps solide et conducteur du son.

jointes. Le même auteur cite encore l'observation d'une femme chez laquelle *le bruit de pot fêlé* était produit par un busc d'acier enfermé dans une gaîne de peau décousue en plusieurs endroits, et placé dans son corset, dans la direction du sternum (Ausc. méd., 4e édit., tome 2, page 199.)

On se persuade généralement qu'il faut exercer une percussion forte pour obtenir de bons résultats, c'est une erreur ; l'étude qu'on fait journellement de cette méthode sur les cadavres, démontre qu'il suffit d'une percussion même assez faible pour obtenir une résistance qu'on ne rencontre pas au lit des malades, et qui ne tient évidemment à autre chose qu'aux conditions dans lesquelles se trouvent placés les sujets dans les amphithéâtres. C'est qu'alors, en effet, le corps tout entier, remplissant l'office d'un plessimètre, rapporte au doigt qui percute la sensation de la table de pierre ou de métal sur laquelle reposent les sujets.

Toutes ces expériences seront répétées de diverses manières sur les cadavres. On reproduira sur eux à volonté des maladies factices; l'ouverture de quelques sujets instruira cent fois plus à cet égard que la lecture des meilleurs ouvrages sur cette matière.

Avant de procéder à l'ouverture des cadavres chez lesquels la percussion aura fait reconnaître pendant la vie un état organo-pathologique quelconque, on fera sagement de les percuter de nouveau, si l'on ne veut pas trouver parfois en défaut les résultats plessimétriques annoncés avant la mort. Qui ne sait, en effet, les changements qui peuvent survenir alors dans les rapports existant entre les organes ou les productions anormales!

Des bruits ou des sons divers que la percussion peut fournir, et des variations qu'ils présentent dans leur caractère.

Il n'est pas possible de décrire les sons qui se produisent au moyen de la percussion. Ils sont variables d'ailleurs : 1° suivant l'organe qu'on examine; 2° suivant les conditions dans lesquelles il se trouve au moment de l'exploration, etc.

Ainsi que M. Piorry en a fait la remarque judicieuse, les résultats pratiques de la percussion se tirent moins du caractère fondamental des sons que de la comparaison établie chez le même individu entre les bruits fournis par les organes divers. Ainsi, par exemple, chez tel sujet le cœcum donne bien un son plus clair que chez tel autre; mais chez tous les deux, dans l'état normal, on n'en distinguera pas moins le cœcum de l'intestin grêle; car le premier donne un son beaucoup plus tympanique que le second.

« Depuis la matité la plus complète jusqu'à la résonnance la plus claire, a dit M. Vidal (de

Cassis), il y a je ne sais combien de nuances qu'on ne peut décrire. Il y a le bruit particulier produit par le contact du stylet sur l'os dénudé, sur une balle ou sur une pierre. On sait toute l'importance qu'on attache à ce dernier phénomène dans le diagnostic des calculs urinaires, mais le calcul n'est pas toujours libre, il est quelquefois enkysté, enchatonné ou recouvert d'un enduit muqueux ; alors le choc de la sonde ne produit pas une sensation aussi nette, aussi sèche que quand elle touche à nu le calcul; cette circonstance fait que des callosités de la vessie, des matières fécales endurcies et retenues dans le rectum, une exostose du bassin, peuvent être prises pour un calcul (1). » Toute la difficulté de la percussion consiste donc à étudier les sons, relativement les uns aux autres, dans toutes les circonstances physiologiques et pathologiques où ils peuvent se présenter.

Cependant on a cherché de tout temps à rendre par des mots l'idée qui s'attache aux résultats de la percussion.

Auenbrugger comparait le son normal du thorax à celui que rendent les tambours couverts d'un drap ou de tout autre tissu fait de

(1) Traité de pathologie externe, prolégomènes, page 34.

laine grossière (1). Le même auteur admettait diverses nuances de son; mais il les désignait en général sous les noms de *son contre nature*, et il conseillait, pour se faire une idée de la différence existant entre ces sons, de frapper avec la main alternativement la cuisse et la poitrine.

De là vint sans doute que *Stoll* employa plus tard les expressions de *tanquam percussi femoris.*

Plus tard encore on se servit des mots de matité, de quasi-matité, etc. Celle-ci se remarque dans l'ascite (*hydroperitonie*) peu abondante; on la retrouve encore dans la *pneumonie pléthorique*, mais la matité est absolue sur un côté de la poitrine, dont la plèvre est complétement remplie d'eau; elle est encore absolue à la région sous-mammaire droite qui recouvre un foie dur et très-volumineux.

C'est faute de pouvoir désigner par des noms spéciaux les différents sons fournis par les organes que M. Piorry les a dénommés par les expressions qui servent à désigner les organes

(1) Corvisart trouvait cette comparaison assez ingénieuse et surtout assez juste, à cela près de la force du son. J'aimerais mieux comparer le son que rend la poitrine d'un homme sain, au bruit que donne un matelas médiatement percuté.

eux-mêmes; aussi a-t-il établi l'échelle suivante :

Son Fémoral	ou de la cuisse ;
Jecoral	du foie ;
Cardial	du cœur ;
Pulmonal	du poumon ;
Intestinal	des intestins ;
Osteal	des os, etc.

Se trouvant dans l'impossibilité de rapporter à ces nuances les nuances intermédiaires, M. Piorry a désigné par des termes moyens les sons qui ne pouvaient pas rentrer dans ces degrés de l'échelle; c'est ainsi qu'il a dit que telle région fournissait un son entre *s* et *i* (entre le stomacal et l'intestinal), pour exprimer que ce son est moins clair que celui auquel l'estomac vide et plein de gaz donne naissance, mais qu'il est plus tympanique que celui auquel donne lieu la percussion des intestins grêles (Perc. méd. p. 33).

Je ne suivrai pas dans mes descriptions l'exemple que je viens de citer, parce que je craindrais d'augmenter les difficultés de la percussion. La même chose s'applique aux cas pathologiques; ainsi, par exemple, M. Piorry s'est demandé quelle était la résonnance propre à l'ascite, et il a répondu à cette question en disant qu'elle tient le milieu entre celle du foie et celle des intestins grêles. Cette réponse n'est certainement pas satisfaisante. Sans doute la matité du foie est en général plus considérable que celle de l'ascite, sans doute aussi l'ascite résonne moins que l'intestin grêle; mais où voyez-vous entre ces deux extrêmes la résonnance de l'ascite ?

Nous sommes donc réduits à l'impossibilité de pouvoir nous exprimer d'une manière sévère à cet égard, et c'est à la pratique seule qu'il appartient de suppléer à l'impuissance du langage.

Toutefois il est des sons que l'on peut distinguer entre eux par des caractères spéciaux; tels sont les suivants, par exemple :

Bruit humorique ou hydro-pneumatique.

(*Bruit hydraérique.*)

Il se produit lorsqu'un gaz et un liquide sont mis en mouvement l'un contre l'autre. Ce son est caractéristique : on le connaît sous les noms de bruit humorique, hydro-pneumatique (de πνευμα, ατος, air) hydro-aérique, etc.

Il s'obtient :

1° Lorsque des gaz et des liquides se trouvent

réunis en quantité suffisante dans les voies digestives; 2° lorsque l'intestin renferme des fluides élastiques, en même temps qu'il existe de l'eau dans la cavité péritonéale, etc. (PIORRY).

Bruit métallique.

Le bruit humorique a quelquefois un timbre argentin, et se rapproche beaucoup de cet autre bruit appelé *métallique* par M. Martinet. Ce bruit métallique s'obtient, assez rarement, il est vrai, chez les individus qui portent des cavernes remplies d'une assez grande quantité d'air. Pour qu'il se produise, il faut que le malade ouvre la bouche, et qu'il existe ainsi une communication entre l'intérieur de la poitrine et l'extérieur.

Bruit de pot fêlé.

D'autres fois, c'est un bruit plus sec que l'on obtient à peu près dans les mêmes circonstances. *Laënnec* lui a donné le nom imitatif de *bruit de pot fêlé.*

Frémissement hydatique.

Il est un autre son bien singulier qu'il n'est pas fréquent d'observer, à la vérité, mais qui n'en existe pas moins, et qui fait éprouver à la main qui percute un frémissement particulier, des espèces d'oscillations qui sont loin d'être au même degré dans tous les *kystes acéphalocystes.* MM. Briançon (1) et Piorry (2) ont, les premiers, indiqué ce phénomène, qu'on a désigné sous le nom de *frémissement hydatique*, bien que d'ailleurs on le retrouve dans d'autres circonstances, dans une masse gélatineuse, par exemple. Ce n'est pas que, dans les premiers temps où ce phénomène fut annoncé, son existence n'ait été contestée par des médecins du premier mérite (3); mais les faits ont depuis lors répondu victorieusement aux dénégations que rien n'autorisait, et le *frémissement hydatique* est un signe qu'on ne peut désormais récuser, et qui contribuera certainement aux progrès de la science en éclairant le diagnostic des tumeurs acéphalocystes.

M. Piorry a retrouvé ce phénomène à la Salpêtrière.

M. Tarral eut l'occasion de l'observer deux fois dans un court espace de temps, et il le fit constater à *MM. Laugier* et *Morette*, qui se

(1) Thèse de la Faculté de Paris, nº 216, an 1828. — Essai sur le diagnostic et le traitement des acéphalocystes.

(2) Traité de la perc. méd., p. 38.

(3) Cruveilhier, Dict. de médec. et de chir. pratiq. pag. 208 et 223.

trouvaient présents à la nécroscopie (1). J'ai observé moi-même un cas de tumeur hydatique; mais je dois déclarer que la percussion ne m'a rien appris alors, tandis que j'obtins par la palpation un *frémissement hydatique*, à l'aide duquel *M. Lasserre* avait diagnostiqué, avant l'arrivée de *M. Piorry*, l'existence d'une tu-

(1) « Un malade avait rendu plusieurs acéphalocystes par la bouche et par l'anus. Il mourut. M. Tarral examina le cadavre avec le plus grand soin, et guidé par ce qu'il savait avoir existé, il percuta avec le plessimètre les diverses parties de l'abdomen. Dans les parois antérieures du ventre existaient des bosselures grosses comme des œufs, et d'une forme plus ou moins régulière. A peine les eut-il percutées qu'il éprouva sous les doigts une sensation toute nouvelle pour lui, mais qu'il ne douta pas être le phénomène décrit par M. Piorry. Le doigt percevait très-distinctement un tremblotement très-évident d'une durée assez longue à la suite de chaque impulsion. Cette sensation existait dans la région hépatique, dans beaucoup d'autres points de l'abdomen, et dans plusieurs des bosselures. Dans quelques-unes, au contraire, il était impossible de la percevoir.

» L'ouverture du corps fit voir des sacs énormes d'hydatides, développées dans le foie et communiquant avec le lobe inférieur du poumon droit, dans le mésentère entourant partout les intestins dans l'épiploon, et enfin dans les bosselures décrites. La percussion à nu sur les sacs acéphalocystes donnait lieu au frémissement d'une manière remarquable. Mais les tumeurs ou bosselures superficielles qui ne le présentaient pas, contenaient seulement des débris d'hydatides. Dans les autres, au contraire, les vers étaient tout entiers, isolés les uns des autres et nageant dans un liquide contenu dans un kyste.»

(Tarral, Journal hebdomadaire de médec., tome 7. Recherches propres à éclairer le diagnostic de diverses maladies.)

meur hydatique du foie (1). Il ne faut pas s'étonner du reste que nous n'ayons pas obtenu par la percussion le *frémissement hydatique*, car il n'est pas toujours facile de le reproduire

(1) Pegny, âgée de cinquante ans, née à Paris, entre a l'hôpital de la Pitié, salle Sainte-Geneviève, nº 9, le 28 avril 1840. Son père a succombé à cinquante-six ans, portant un ulcère au pli de l'aine, et sa mère est morte asthmatique. Elle n'a jamais été malade, et il y a un an que la menstruation a cessé, sans entraîner aucun trouble grave dans la santé. La malade n'a jamais eu la jaunisse; mais depuis huit ou dix mois elle a eu souvent des malaises et des vomissements toujours clairs, qui ont cessé il y a quatre mois. Elle a eu depuis deux mois des douleurs dans l'hypochondre droit et dans l'épaule correspondante, et c'est pour ces motifs qu'elle est venue à l'hôpital. A son entrée on observe l'état suivant : le faciès est jaunâtre, amaigri et ridé; les conjonctives ont leur coloration normale; les centres nerveux, les viscères thoraciques et les voies digestives ne présentent rien de particulier. Au niveau de l'hypochondre droit existe une tumeur, dépassant de près de 3 pouces (80 mm.) le rebord costal, et répondant à peu près à sa partie moyenne. Cette tumeur, qui n'est pas apparente à l'extérieur, semble se prolonger au-dessous des côtes. On la limite assez bien en bas par la percussion et la palpation; elle est mate et résistante; elle est le siége d'une fluctuation obscure, et en palpant avec soin et assez fort, on éprouve une sensation de frôlement analogue, quoique moins distincte, à celle que donnent les kystes synoviaux à corps étrangers. Du reste, en examinant ainsi la malade, on détermine de la douleur, et il y a de temps en temps des élancements qui se propagent vers l'épaule. M. Piorry percute avec soin la tumeur, et ne lui trouve rien de spécial.

Il survient peu de modifications du côté de la tumeur; la malade est prise d'une fièvre hectique avec quelques frissons, et elle succombe le 10 mai.

A l'autopsie on trouve un *kyste hydatique*, occupant le

alors même qu'on l'a déjà trouvé une première, une deuxième fois, comme on peut le voir dans une observation que M. Tarral a consignée dans le Journal hebdomadaire de médecine pour l'année 1830 (1). A quoi cela tient-il? je l'ignore. J'ai rapporté le fait, et je m'abstiens de toute interprétation.

Quoi qu'il en soit, on ne saurait nier, je le répète, l'existence du frémissement hydatique, et ce signe a paru tellement important à *M. Briançon*, qu'il en a fait l'objet de sa dissertation inaugurale. Bien plus, ce jeune médecin s'est livré à une série d'expériences dans le but d'éclairer quelques points de cette question ; il

lobe droit du foie, sa face supérieure surtout. Cet organe est gros, mais sain. La cavité du kyste est remplie d'hydatides nageant dans de la sérosité purulente. Ses parois sont injectées, et les vésicules sont opalines. Le kyste pouvait avoir, avant l'ouverture, le volume de la tête d'un enfant de huit mois ou huit mois et demi. (Note communiquée par M. H. Lasserre.)

(1) Une jeune femme affectée d'ascite mourut à la Charité. Avant de procéder à la nécroscopie, M. Tarral percuta longtemps l'abdomen de diverses manières, et tout à coup il sentit dans la région de l'hypochondre droit un frémissement hydatique. Il réitéra la percussion, mais sans pouvoir le reproduire; enfin une troisième fois seulement il parvint à le retrouver. Deux médecins qui assistaient M. Tarral cherchèrent inutilement à produire le phénomène. A peine les parois de l'abdomen furent-elles enlevées, qu'il s'écoula une grande quantité de sérosité jaunâtre, contenant des hydatides. On trouva un kyste acéphalocyste volumineux, développé dans le foie.

a introduit des acéphalocystes dans une vessie ordinaire, et puis, introduisant dans cette vessie de l'eau en quantité tantôt minime, tantôt considérable, il est arrivé à conclure : 1° que les kystes hydatifères sont d'autant plus faciles à diagnostiquer, que la quantité des acéphalocytes, par rapport au liquide dans lequel elles plongent, est plus considérable ; 2° qu'il est nécessaire cependant, pour que le frémissement et la vibration hydatiques soient à leur summum d'intensité, qu'il y ait dans le kyste une petite quantité de liquide ; 3° enfin, que si la quantité de celui-ci est trop grande, le diagnostic finit par être impossible.

Que faut-il penser maintenant du *frémissement hydatique?* 1° « que c'est un signe pathognomonique d'une (1) ou plusieurs hydatides entières d'un certain volume et nageant dans un liquide;

2° » Que cette sensation n'existe pas dans des kystes qui ne contiennent que des débris d'hydatides ;

3° » Qu'il faut considérer comme la cause du

(1) M. Barrier raconte que dans un cas, M. Jobert diagnostiqua dans la région deltoïdienne une tumeur hydatique, par le frémissement hydatique, et qu'il fut constaté après l'opération, que le kyste ne contenait qu'une seule hydatide. (Thèse n° 180. Ann. 1840.)

frémissement, non pas la collision de plusieurs hydatides, mais bien le mouvement du ver globulaire dans le liquide, mouvement qui lui est communiqué par la percussion;

4° » Enfin, que ce signe doit être considéré comme d'une haute importance pratique, ainsi que le démontre d'ailleurs le fait de guérison d'un kyste acéphalocyste, opéré par M. Récamier (1). » (Tarral, oper. citat.)

On a comparé la sensation produite par les acéphalocystes au frémissement d'une montre *à répétition* que l'on percute légèrement.

(1) « Un homme âgé de vingt ans et d'une forte constitution, éprouve des coliques depuis plusieurs années. Le 26 avril 1827, un plancher s'écroule sous lui. Le lendemain il est coloré en jaune, et une douleur gravative se déclare dans l'hypochondre droit, qu'on trouva soulevé par une tumeur non bosselée, mais assez étendue en bas. Fluctuation obscure, matité jusqu'au petit bassin; absence de *frémissement* par la percussion. — M. Récamier pratique une ponction exploratrice avec un trois-quarts très-fin, et puis il détermine, au moyen de la potasse caustique, des adhérences entre le péritoine et la tumeur. Quelques jours après l'eschare tombe, la tumeur s'ouvre d'elle-même; des flots de liquide jaunâtre et limpide, mêlés d'un grand nombre d'acéphalocystes, sont chassés avec force au dehors. Trois bassins, chacun de la capacité de deux litres, sont remplis à l'instant. L'abdomen diminue considérablement de volume. Les trois jours suivants des kystes sortent encore, M. Récamier fait des injections dans la cavité du kyste, et malgré la complication d'une fistule stercorale qui s'établit, la guérison marche rapidement.»

(Voy. pour plus de détails la thèse de M. Barrier, sur la tumeur hydatique du foie, nº 180, ann. 1840, page 58.)

On peut encore se faire une très-bonne idée du frémissement hydatique, en faisant mouvoir dans la paume de la main un acéphalocyste.

J'ai vainement cherché après MM. Briançon, Tarral et Piorry, le phénomène hydatique dans les tumeurs du foie et de l'ovaire, dans les tumeurs encéphaloïdes, dans les kystes séreux, dans les abcès ; je l'ai vainement cherché dans l'hydropisie ascite, dans la vessie remplie d'urine, etc. Je n'ai jamais pu le rencontrer, et les auteurs que je viens de citer n'ont pas obtenu de leurs recherches un résultat qui diffère du mien.

Procédé opératoire.

Mais quels sont les soins que réclame l'exploration des tumeurs hydatiques? On appliquera le plessimètre sur la partie la plus saillante de la tumeur, et puis on pratiquera la percussion, en observant de retenir un instant les doigts sur le plessimètre qui vient de recevoir le choc; de cette manière, on donne au phénomène le temps de se produire, et c'est alors que les doigts peuvent saisir le tremblotement vibratoire.

On peut encore varier cette expérience, en appliquant une main sur un kyste contenant des acéphalocystes, de manière à l'embrasser le plus exactement possible, et en donnant avec la main opposée un coup sec et rapide sur cette tumeur. (BRIANÇON.)

Il ne faut pas perdre de vue, dans cette exploration, que les tumeurs acéphalocystes sont parfois situées assez profondément, et que cette disposition peut rendre sinon tout à fait impossible, au moins très-difficile et très-obscure, la perception du frémissement hydatique. Il faut se souvenir, en outre, que c'est alors le cas de se livrer à des recherches prolongées et très-variées, et que s'il suffit dans telle circonstance d'une percussion lente et faible, dans telle autre, au contraire, il faut la pratiquer brusquement et même avec assez de force.

DIVISION DE L'OUVRAGE.

On peut appliquer la percussion à toutes les parties du corps. Pour mettre de l'ordre dans mon travail, je vais étudier successivement cette méthode à la tête, au cou, à la poitrine, à l'abdomen, aux membres.

SECTION PREMIÈRE.

PERCUSSION DE LA TÊTE.

§ I. *Percussion du crâne.*

« On a recommandé, dit un des collaborateurs du Dictionnaire des Sciences médicales (art. PERCUSSION), on a recommandé de percuter la tête avec un corps solide, comme une clef, lorsqu'on soupçonnait que le crâne pouvait être fêlé après des chutes ou des contusions sur cette région. On a dit qu'elle rendait alors un son analogue à celui des vases fêlés de faïence ou de verre : cela peut être vrai sur un crâne sec ; mais dans l'état naturel, les chairs qui recouvrent les os ne permettent pas d'estimer la différence qu'il y a entre l'intégrité de ceux-ci où leur fissure. »

Faut-il rappeler ici le bruit de pot cassé qu'entendraient, dit-on, quelques malades au moment d'une chute faite sur la tête alors qu'une fracture s'en est suivie (1) ? En général, les praticiens ont de la peine à croire qu'au moment même de l'accident le malade écoute autre chose que la douleur, et qu'il conserve d'ailleurs le moindre souvenir de ce qu'il a éprouvé au moment où il a été frappé. Telle est au moins l'opinion de Boyer (2), de M. Vidal de Cassis (3), etc.

§ II. *Percussion du cerveau.*

1° *Chez l'homme.* La percussion soit directe, soit médiate, ne paraît pas à M. Piorry pouvoir être applicable au diagnostic des maladies du cerveau : encore même, dit-il, ne de-

(1) « Enfin, on doit faire attention à une circonstance qui accompagne quelquefois les coups à la tête ; c'est le sentiment ou le son de pot cassé qu'on entend dans certains cas lorsqu'on frappe sur l'os, et dont le malade s'aperçoit quelquefois aussi lui-même dans l'instant du coup. Cette circonstance et les conjectures qui en naissent par rapport au trépan, ne sont pas à mépriser, surtout lorsque le malade nous assure que ce son lui a été fort remarquable et fort distinct, et que d'ailleurs le coup a été violent ; car si on ne trouve point extérieurement de lésion au crâne, on doit craindre que la table interne ne soit fracturée. » (Mém. de l'Acad. roy. de chir. Paris, 1743, tome 1, p. 369.)

(2) Traité des mal. chirurg., tome 5, p. 68.

(3) Traité de pathol. exter. et de méd. opér., prolégomènes, tome 1, p. 34.

vrait-elle être pratiquée qu'avec une extrême prudence, car il y aurait souvent du danger à percuter le crâne, même légèrement.

2° *Chez les animaux. Hydatides du cerveau diagnostiquées par la percussion.* Toutefois, si la percussion ne peut pas être appliquée aux maladies de l'encéphale chez l'homme, il n'en est pas de même chez les animaux, si l'on en croit *Wepfer*, cité par *Van Swieten.* Cet auteur raconte que les bouviers suisses guérissent de la manière suivante les bœufs qui sont pris de vertige : Ils les frappent d'abord avec un marteau derrière les cornes ; la qualité de son qui résulte de cette percussion leur annonce-t-elle quelque vide dans le crâne, ils se hâtent de perforer l'endroit qui vient d'être frappé, après quoi ils introduisent une plume dans cette ouverture, et attirent au dehors les vésicules par un acte d'aspiration. Si ces vésicules sont superficielles, elles cèdent promptement à la succion ; si elles sont profondes au contraire, et renfermées dans l'intérieur du cerveau, le succès leur échappe (1). *Wepfer* ne se contente pas de rela-

(1) « Primum malleolo cranium post cornua pulsant; ubi ex sono aliud vacuum spatium percipiunt, statim in pulsato loco perterebrant, ac foramini pennam indunt, attracto spiritu vesicas (collectam lympham continentes), hujus modi

ter ce fait dans son histoire des apoplexies (page 64), mais encore il assure dans un autre passage du même livre (page 370) qu'il a été témoin d'une de ces expériences dans laquelle le vertige continuant toujours malgré la sortie d'un grand nombre d'hydatides grosses pour la plupart comme une noix muscade, l'animal fut assommé sur-le-champ, et plusieurs hydatides semblables aux premières furent trouvées dans les ventricules du cerveau, principalement du côté gauche (1).

Wepfer ne nous dit pas à quel signe les bouviers suisses reconnaissent la présence des hydatides; il ne nous dit pas quelle est la modification qu'elles apportent aux résultats de la percussion ; si elles présentent, par exemple, un caractère particulier ou pathognomonique. Quoi qu'il en soit, il garantit le fait, et je l'ai consigné sans toutefois pouvoir me l'expliquer.

extrahunt. Si in superficie existat prompte succioni cedit ; si autem profundior et cerebro immersa sit, successu eos frustrari dixit. »

(Van Swieten, Commentaria in H. Boerhaave aphorismos, De cognoscendis et curandis morbis. Apoplexia, § 1010, tome 3, page 268, édition de Paris.)

(1) Voyez Van Swieten. Op. cit., p. 268.

§ III. *Epanchements encéphaliques.*

M. Tarral a appliqué la percussion au diagnostic des épanchements encéphaliques. « Dès ma cinquième expérience, dit-il, je sentis une fluctuation évidente sous les fontanelles antérieures et postérieures d'un enfant qui venait de succomber. Je crus à l'existence d'une hydrocéphale, je communiquai mon idée à M. Gerdy et à M. l'interne Sestié; nous procédâmes à l'ouverture du crâne, et nous le trouvâmes rempli d'une sérosité trouble et brunâtre; le cervelet et le pont de Varole seuls existaient. (Journ. heb. de Méd., tome 7. 1830.)

§ IV. *Percussion des dents.*

1° *Carie dentaire.* Lorsqu'une dent se trouve cariée dans son intérieur, bien que d'ailleurs elle paraisse saine, les chirurgiens dentistes qui ont quelque expérience reconnaissent l'état pathologique en percutant comparativement soit avec l'ongle, soit avec un stylet d'acier : 1° la dent malade; 2° la dent semblable de l'autre côté de la mâchoire.

Pour qu'on puisse compter sur les résultats de cette percussion comparative, il faut que les deux dents qu'on frappe se trouvent dans les mêmes conditions, car si la gencive était boursouflée d'un côté, la dent correspondante perdrait de sa sonorité.

2° *Névralgie dentaire (odontalgie). Avulsion des dents.* Il n'est pas toujours très-facile de déterminer au juste quelle est la dent qui souffre et dont le malade demande à être débarrassé. Non-seulement le chirurgien dentiste peut être induit en erreur parce que la même personne porte souvent plusieurs dents cariées, mais encore parce que le siége précis de la douleur n'est pas tellement bien limité pour le malade, que celui-ci ne puisse lui-même indiquer faussement comme déterminant ses souffrances nerveuses la dent qui leur est étrangère; aussi ne doit-on pas s'en rapporter d'une manière exclusive aux indications du malade, mais bien au contraire percuter successivement toute la rangée des dents qui souffrent; le patient ne manque pas d'accuser une douleur plus vive lorsque le stylet a frappé sur la dent qui doit être enlevée.

C'est faute de prendre ces précautions, en apparence minutieuses, que bien des dentistes reçoivent des reproches qu'ils ne méritent pas entièrement, il est vrai, mais qu'ils pourraient bien s'épargner, en ne s'en rapportant pas uniquement aux renseignements donnés par les malades.

SECTION DEUXIEME.

PERCUSSION DU COU.

§ I. *Percussion du larynx et de la trachée.*

La percussion du larynx ou de la trachée artère, dit M. Piorry (Trait. de diagn., tome I, page 412. 1837), ne peut guère être faite que médiatement. Pour la pratiquer, il faut fixer la trachée artère et le larynx, à l'aide du plessimètre assez fortement appuyé sur ces conduits. Dans l'état normal, le doigt trouve de l'élasticité, et l'oreille entend la sonorité sur les points qui correspondent à ces organes.

M. Stokes de Berlin, qui a étudié les signes physiques fournis par la percussion dans les maladies des voies aériennes (voyez les Archives méd., mars 1839, page 363), M. Stokes conseille de faire renverser la tête du malade en arrière, de manière à ce que le cou soit tendu, et de percuter ensuite médiatement sur les cartilages thyroïde et cricoïde. On obtient alors un son creux particulier qui ne ressemble point à la sonorité pulmonaire, encore même ce son creux est-il plus ou moins intense en raison du développement de l'organe. Il varie chez le même individu : ainsi la sonorité normale du larynx est plus grande quand le soulèvement du voile du palais établit une libre communication entre la glotte et la cavité buccale, et le point du larynx où se remarque le résonnement le plus intense est celui que l'on choisit pour l'opération de la laryngotomie, c'est-à-dire l'espace compris entre le cartilage thyroïde et le cartilage cricoïde.

M. Stokes déclare que les observations qu'il possède ne sont point assez nombreuses pour préciser les altérations morbides de la sonorité des voies aériennes; mais il assure que l'état de maladie la modifie. Ainsi, chez un malade dont le cartilage thyroïde était brisé, la percussion sur le larynx donnait un son tout à fait mat. Cependant, quand une fistule qui existait à la trachée était fermée, le malade respirait librement à travers la glotte, et sa voix n'était point altérée.

D'un autre côté, ajoute M. Stokes, les affections qui ne diminuent pas la capacité du larynx peuvent coexister avec une sonorité normale à la percussion, ainsi qu'il arrive dans l'ulcération des ventricules si commune dans la phthisie.

§ II. *Déplacements du larynx et de la trachée.*

Puisque la percussion permet de déterminer le siége du larynx et de la trachée à l'état normal, il n'y a pas de doute qu'elle fera reconnaître avec la même facilité les déplacements de ces organes.

§ III. *Corps étrangers égarés dans les voies aériennes.*

On lit dans les Leçons orales de clinique chirurgicale de Dupuytren (tome 3, p. 592, 1833) le passage suivant : « Sous le rapport du diagnostic des corps étrangers dans la trachée, il est un signe que nous croyons devoir joindre à ceux qui ont été donnés comme caractéristiques de l'existence de ces corps ; c'est celui de la sensation de leur choc contre les parois du canal, sensation qui peut être perçue par la main et par l'oreille. Il n'existe pas toujours d'une manière aussi distincte chez tous les sujets, ni à toutes les époques du corps étranger. En effet, il peut être adhérent, et alors, n'étant pas déplacé par l'air, il ne heurte pas contre les parois du canal ; enveloppé par des mucosités abondantes ou épaisses, le choc qu'il peut produire est moins fort que lorsqu'il existe très-peu de ces mucosités. »

M. le docteur Chrestien, qui a rapporté le passage précédent dans sa thèse de concours (1), s'étonne, et avec raison, que le signe indiqué par Dupuytren n'ait été observé avant lui par aucun autre praticien.

SECTION TROISIÈME.

PERCUSSION DE LA POITRINE.

Considérations générales.

La poitrine présente à considérer, sous le rapport de la percussion : Les parois thoraciques, la plèvre, les poumons, le péricarde, le cœur et les gros vaisseaux.

Les parois thoraciques, constituées par des pièces osseuses et par des parties molles, circonscrivent, conjointement avec le diaphragme, la cavité thoracique; mais les côtes et les muscles

(1) De la percussion et de l'auscultation dans les maladies chirurgicales, 2e tirage in-8, pages 38 et 39. 1842.

intercostaux ne renferment pas exclusivement les principaux organes de la respiration et de la circulation, ils protégent en outre le foie, la rate, l'estomac, etc., etc., et font partie, sous ce rapport, de la cavité abdominale.

Je ne m'occuperai dans ce chapitre que de la *cavité sus-diaphragmatique*, c'est-à-dire *de la poitrine proprement dite.*

§ I. *Qu'est-ce que la cavité thoracique?*

Réduite à son squelette, elle représente la forme d'un cône tronqué à base inférieure; entourée de ses parties molles au contraire, elle est plus large en haut qu'en bas ; l'intérieur de cette cavité est tapissé par la plèvre, il est donc indispensable de faire connaître préalablement les points de réflexion de cette membrane et sa disposition générale, si l'on veut se faire une idée juste de la disposition et de l'étendue de la cavité thoracique.

Je sais bien que les auteurs qui se sont occupés de percussion n'ont pas suivi cette marche, et qu'ils ont renvoyé aux traités spéciaux pour les détails anatomiques; je sais également que Auenbrugger s'est contenté de dire que «la cavité thoracique commence au col et aux clavicules, pour se terminer aux points d'attache du diaphragme. « Mais cette description n'est-elle pas trop vague et n'est-elle pas insuffisante, quoi qu'en ait dit *Corvisart?* Essayons de la compléter.

§ II. *Disposition générale de la plèvre.*

Lorsqu'on ouvre la poitrine d'un sujet, de manière à conserver intacte la plèvre à tous ses points de réflexion, on voit que ses deux feuillets constituent une cloison oblique de haut en bas et de droite à gauche, et que l'intervalle qui sépare ces deux feuillets séreux est étroit à la partie moyenne, large supérieurement, plus large encore en bas.

Cette cloison est connue sous le nom de *médiastin ;* elle répond en haut derrière le sternum, tandis que, en bas, elle anticipe sur les cartilages costaux du côté gauche. A partir de la dernière pièce du sternum, la plèvre se porte très-obliquement en bas et en dehors, et n'a aucun rapport avec l'appendice xiphoïde, dont elle est distante de quelques millimètres. Elle tapisse une petite partie de l'extrémité sternale du cartilage de la septième côte, tout celui de la sixième, à l'exception pourtant de sa partie la plus déclive, coupe, en suivant toujours sa direction oblique, le cartilage de la septième côte, et arrive enfin à la huitième au niveau de l'articulation chondro-costale. A partir de ce point, la ligne de réflexion se rapproche sensiblement de l'horizontale, quoique cependant elle reste toujours oblique de haut en bas et d'avant en arrière, et chemin faisant elle coupe la neuvième, la dixième et la onzième côte, d'autant plus obliquement qu'on l'examine plus près de la colonne vertébrale; puis, enfin parvenue à une distance de 6 à 8 centimètres de cette même colonne, la plèvre abandonne sa marche descendante pour remonter le long de la douzième côte, ne recouvrant du reste qu'une faible portion de son extrémité articulaire, mais recouvrant en même temps la face antérieure de l'apophyse transverse de la vertèbre dorsale correspondante (1).

Étudions maintenant la plèvre au sommet du poumon : elle part du bord interne ou postérieur de la première côte dans toute son étendue, et là, formant une voûte au-dessus du sommet

(1) Il résulte de cette disposition de la plèvre, que les points les plus déclives de la cavité thoracique ne devront pas être recherchés (dans la position assise ou dans la station) contre la colonne vertébrale, mais bien plutôt dans l'espace compris entre les deux bords de l'aisselle. Je reviendrai sur ce fait quand il en sera temps.

du poumon, elle dépasse (terme moyen) la clavicule de 25 à 30 millimètres (1).

Je ne décrirai pas autrement la plèvre, je rappellerai seulement qu'elle revêt le poumon dans toute sa surface, et qu'elle tapisse le muscle diaphragme et les côtes.

Je pourrais dès à présent, et pour ne rien omettre, indiquer approximativement et par des chiffres les différents degrés d'obliquité de la plèvre par rapport aux côtes et aux cartilages dont je viens de parler; mais cette exactitude, trop rigoureuse, inapplicable d'ailleurs dans la pratique, ne saurait ici trouver sa place; en conséquence, je me bornerai tout simplement à dire que la plèvre est, au niveau de ses points de réflexion en bas, à peu près parallèle au rebord des cartilages des côtes, et que la distance qui sépare de ce rebord la plèvre réfléchie est d'environ 25 à 30 millimètres.

Telle est la disposition de la plèvre que je tenais à bien faire connaître; je n'en ai donné la description qu'après maintes ouvertures cadavériques, encore même ne m'en suis-je pas exclusivement rapporté à mes propres dissections, car j'ai prié mon ami H. Lasserre, élève

(1) Cette disposition anatomique est des plus importantes à connaître, et j'appelle sur elle une attention toute particulière.

distingué des hôpitaux, de vouloir bien se livrer aux mêmes recherches anatomiques ; elles l'ont conduit aux mêmes résultats.

§ III. Poumons.

Description générale.

Les poumons remplissent une grande partie de la cavité thoracique ; ils s'étendent plus inférieurement en arrière et sur les côtés qu'en avant. Le poumon droit est plus court et plus large que le gauche : tandis que leur sommet s'élève au-dessus des clavicules à la même hauteur que la plèvre elle-même, leur base, légèrement concave et oblique en bas et en dehors de chaque côté, repose sur la face supérieure du diaphragme.

« Leur volume est en rapport exact et nécessaire avec la capacité du thorax, et par conséquent variable comme cette capacité. » (Cruveilhier, Cloquet.)

Ce volume du reste n'est pas le même dans l'inspiration et dans l'expiration; il est à son minimum dans l'expiration forcée, et à son maximum dans une inspiration portée aussi loin que possible. Ces circonstances font varier du plus au moins la densité de l'organe pulmonaire dont le tissu devient d'autant plus rare que ses cellules contiennent proportionnellement une plus grande quantité d'air.

Quelle est la disposition du poumon par rapport au cœur ?

« Tandis que le bord antérieur du poumon droit s'avance un peu inférieurement sur la portion droite du péricarde et la moitié correspondante du cœur, le bord antérieur du poumon gauche s'avance également sur la portion gauche du péricarde, et recouvre en grande partie les cavités gauches du cœur. La portion du péricarde qui n'est pas ordinairement recouverte par les poumons, appartient donc principalement aux cavités droites et spécialement aux deux tiers de la face antérieure du ventricule droit. » (Bouillaud, Mal. du cœur, tome 1, page 6, première édit.) Mais les poumons remplissent-ils toujours l'espace compris entre la plèvre costale et la plèvre diaphragmatique ? Il m'est souvent arrivé de rencontrer ces deux feuillets séreux en contact en bas et même dans une assez grande étendue. Dans ce cas, voici quelle est la disposition du bord inférieur des deux poumons : elle n'est pas la même des deux côtés ; la ligne qui indique la direction du poumon droit est assez régulièrement oblique en bas et en arrière ; elle répond successivement au cartilage de la sixième côte, à la septième près de son extrémité antérieure, à la huitième à l'union du tiers antérieur et des deux tiers postérieurs, à la neuvième à partir de son tiers postérieur, et enfin à la dixième près de son extrémité vertébrale. Il n'y a donc alors aucun rapport entre le poumon et la onzième et la douzième côte.

A gauche, le bord inférieur du poumon est d'abord presque horizontal au niveau de la cinquième côte, et à 50 millimètres du bord gauche du sternum il devient vertical jusqu'au bord inférieur de la septième côte; il est ensuite oblique comme à droite, seulement il se prolonge en arrière un peu au-dessous de la dixième côte. Cette disposition en zigzag laisse une partie du péricarde recouverte par la plèvre, en rapport avec la paroi thoracique antérieure; elle offre la figure d'un losange, et peut avoir de 40 à 50 millimètres carrés. (Toutes ces mesures sont approximatives.)

§ IV. *Division de la poitrine en douze régions.*

Maintenant que nous sommes fixés sur l'étendue qu'occupent les poumons dans la cavité thoracique, il nous sera facile d'en indiquer les limites.

Pour établir d'une manière plus précise les caractères du son que fournit la poitrine, Laënnec et M. Piorry les ont considérés dans chacune de ses régions (1). Je suivrai leur exemple, et j'étudierai successivement à la surface de la poitrine, tant en avant qu'en arrière, et sur les côtés, douze régions que je désignerai sous les noms de :

1° Sternale,
2° Sus-claviculaire,
3° Claviculaire,
4° Sous-claviculaire,
5° Mammaire,
6° Vertébrale,
7° Sus-scapulaire,
8° Sus-épineuse,
9° Épineuse,
10° Sous-épineuse,

(1) Un annotateur de Laënnec, M. L., a trouvé la division des régions de la surface thoracique un peu minutieuse ; ces divisions, toutes multipliées qu'elles sont, ont paru à M. Andral très-bonnes à conserver. Il est utile, a même ajouté ce savant professeur, d'être familiarisé avec elles lorsqu'on s'exerce à la pratique de la percussion. (Laënnec, édition d'Andral, tome 1er, page 40, 4e édition.)

11° Sous-scapulaire,

12° Axillaire.

Pour ne pas laisser le moindre doute sur l'étendue qu'il convient d'assigner à chacune de ces régions, je vais la déterminer ainsi que suit :

1° Je prendrai pour limites de la *région sternale* les limites mêmes du sternum, qui sont ses points articulaires avec les clavicules et les cartilages des côtes.

2° La clavicule et les muscles cleido-mastoïdien et trapèze circonscriront *la région sus-claviculaire.*

3° *La région claviculaire* comprendra toute la portion du poumon qui est recouverte par les clavicules.

4° *La région sous-claviculaire* sera limitée par le sternum, le bord antérieur de l'aisselle, la clavicule et la quatrième côte.

5° C'est à ce point que commencera *la région mammaire* pour se terminer à la huitième côte.

6° *La région vertébrale* comprendra toute l'étendue des douze vertèbres dorsales, jusques et y compris la portion des côtes située en dedans de leur angle.

7° *La région sus-scapulaire* embrassera toute

l'étendue de la partie postérieure du thorax, comprise entre le sommet du poumon et le bord supérieur de l'omoplate.

8°, 9°, 10° Les limites des *régions sus-épineuse, épineuse, sous-épineuse*, sont assez bien tranchées pour que je puisse me dispenser d'établir à leur égard des lignes de démarcation.

11° Tout l'espace compris entre la colonne vertébrale, le bord postérieur de l'aisselle, l'angle inférieur de l'omoplate, et les dixième, onzième ou douzième côtes, appartiendra à *la région sous-scapulaire.*

12° Enfin, *la région sous-axillaire* s'étendra du sommet de l'aisselle à la huitième côte, ou même à la neuvième.

Telles sont les régions de la poitrine qu'on ne peut pas se dispenser d'admettre parce qu'elles existent. J'ai passé sous silence *les régions sous-mammaire et latérale inférieure* admises par Laënnec, parce qu'il n'existe pas de lame pulmonaire qui s'étende de la huitième côte au rebord des cartilages des fausses côtes. Nous avons vu d'ailleurs que cette portion des parois thoraciques n'appartenait pas à la poitrine proprement dite.

§ V. *Procédé opératoire. Règles générales.*

Le médecin devra toujours choisir une position convenable, afin de n'être pas gêné dans son exploration ; il ne se bornera pas à percuter un seul côté de la poitrine, mais il examinera avec le même soin le côté opposé, et la percussion sera pratiquée avec une force égale et sous le même angle, à moins que les points qu'on examine ne présentent pas les mêmes conditions.

Le degré de force de la percussion sera mesuré sur l'épaisseur des tissus interposés au poumon et au plessimètre.

On attendra pour percuter la poitrine que le malade soit calme, et puis on l'étudiera aux divers temps de la respiration.

On aura soin de frapper lentement et avec douceur, *lentè et leniter*, comme l'a très-bien dit Auenbrugger, à moins que cette pratique ne nuise aux résultats qu'on se propose d'obtenir, car il est des circonstances qui exigent une percussion forte et rapide.

Une percussion légère permettra d'apprécier l'état des couches superficielles du poumon ; rendue plus forte par degrés successifs, elle fera juger de la densité des poumons à différentes profondeurs.

Comme le côté qu'on explore donne en général moins de son que le côté opposé, M. Piorry conseille de se placer alternativement à droite et à gauche du malade. Pour éviter ces déplacements, j'ai l'habitude d'appuyer le coude du bras gauche sur la symphyse pubienne des malades (1), et de me servir de l'avant-bras comme d'un levier. Dès lors, je percute comparativement les points semblables de la poitrine, et j'ai le double avantage de frapper sous le même angle, et de pouvoir d'autant mieux comparer les sons entre eux qu'ils se succèdent plus rapidement.

Le plessimètre sera tenu solidement fixé contre les parois thoraciques ; on s'en servira pour déprimer les muscles ou les écarter afin de se rapprocher le plus possible de la surface du poumon.

La percussion sera pratiquée de préférence sur les côtes, ce qui ne devra pas dispenser pour cela de l'appliquer aux espaces intercostaux. Cette étude ne présentera pour l'ordinaire aucune difficulté; mais on évitera avec le plus grand

(1) Si c'est la partie postérieure de la poitrine qu'on examine, on fait coucher le malade sur le ventre et on applique le coude sur le sacrum.

soin de laisser exister le moindre vide entre l'instrument et les parois thoraciques, l'interposition de l'air altérant les sons du poumon.

Parfois le plessimètre ne peut être appliqué parfaitement sur la partie moyenne du sternum; dans ce cas, on devra percuter alternativement de chaque côté de la ligne médiane.

§ VI. *Règles particulières.*

1° *Percussion de la poitrine en avant.* Si la personne dont on se dispose à frapper les régions antérieures de la poitrine est assise, le médecin le sera lui-même; si elle est couchée, le médecin se tiendra debout.

Quelle que soit du reste l'attitude que prenne le malade, on lui fera effacer les épaules, afin que sa poitrine faisant saillie en avant, les muscles et la peau qui la recouvrent soient tendus.

La poitrine percutée avec une égale force à droite et à gauche donnera les mêmes résultats d'un côté comme de l'autre, depuis le sommet des poumons jusqu'à la quatrième côte; mais à partir de ce point, de nouvelles règles deviennent nécessaires; elles sont déduites de la connaissance des parties sous-jacentes et de leurs rapports avec les organes voisins. Ceux-ci ne doivent pas nous occuper encore; nous n'avons affaire pour le moment qu'aux lames pulmonaires qui les recouvrent; c'est pourquoi, après avoir fait écarter par des aides les glandes mammaires chez la femme, on percutera fortement à droite et à gauche, et de haut en bas, jusqu'à ce que le poumon cessant de résonner à toute profondeur, on en soit averti par une sensation de résistance aux doigts, déterminée à droite par le foie, à gauche par le cœur; or comme ces deux organes ne sont pas situés à la même hauteur, il en résultera que, pour n'avoir exclusivement que le son du poumon d'un côté comme de l'autre, on modérera bien plutôt la force de la percusion à gauche qu'à droite. Cela fait, on recherchera par le tâtonnement l'épaisseur des lames pulmonaires en avant du cœur et du foie, et à mesure qu'on se rapprochera de la huitième côte, on percutera avec une force décroissante comme la lame du poumon. Les résultats de cette percussion ne laisseront rien à désirer, si des bruits propres au foie, au cœur, ou bien à l'estomac, ne viennent pas modifier la nature de la résonnance pulmonaire.

Pour l'exploration des régions sus-claviculaires, le malade fléchissant la tête en avant, la tournera un peu du côté opposé à celui qu'on veut examiner, et l'on appliquera le plessimètre dans le triangle sus-claviculaire, de telle manière que la surface de l'instrument vienne s'appliquer autant que possible sur la première côte. C'est ici que, suivant le conseil donné par M. Piorry (*Perc. méd.*, page 36), on devra faire usage de préférence d'un petit plessimètre; si l'on se sert du mien, on l'appliquera de telle sorte que son grand diamètre soit parallèle à la clavicule. Non-seulement alors on fera abaisser le bras au malade pour donner plus de champ à l'instrument, mais encore on introduira celui-ci aussi loin que possible en arrière de la clavicule. Pour que cette manœuvre puisse s'exécuter avec facilité, le malade inclinera légèrement la tête du côté qu'on examine. On se placera à droite du lit pour ce qui regarde la région sus-claviculaire droite et *vice versa*, ou mieux on explorera d'abord le côté le plus rapproché, et faisant asseoir ensuite le malade, on passera le bras gauche en arrière de son col, tandis que la main correspondante portera le plessimètre dans la région acromienne. Cette manière de procéder me paraît d'autant meilleure que la main qui percute n'est nullement gênée dans son action par les doigts qui tiennent l'instrument.

En suivant les préceptes que j'ai indiqués pour

la percussion du sommet des poumons, on fera résonner une portion des régions claviculaires. On ira plus loin encore en percutant au-dessous des clavicules après avoir fait porter au malade les épaules en haut (1).

2° *Percussion de la poitrine en arrière.* Dans l'exploration de la partie postérieure du dos, le malade peut se tenir debout, assis sur un tabouret, ou mieux encore à cheval sur une chaise, le ventre tourné du côté du dossier, qui lui servira de point d'appui. Dans tous les cas on devra se placer en arrière du malade. S'il est alité, au contraire, on passera alternativement du côté droit et du côté gauche du lit, afin de frapper successivement dans chacune de ces positions tous les points du thorax qu'on veut examiner.

Que le malade, du reste, soit assis ou bien qu'il soit debout, il fléchira la tête en avant et croisera les bras sur la poitrine. De cette manière son dos sera voûté, ses omoplates seront éloignées

(1) La percussion directe suivant la méthode d'Auenbrugger est pour la plupart du temps suffisante pour connaître l'état physique de la région claviculaire; toutefois, si l'on veut recourir à la percussion médiate, il est préférable de la pratiquer sur le doigt du milieu, retenu solidement fixé sur la clavicule au moyen de l'index et de l'annulaire de la même main.

On pourra percuter encore sur le doigt, avec le plus grand avantage, la région sous-claviculaire.

du rachis, et par suite se trouveront amincis et tendus les muscles sus et sous-épineux et le rhomboïde. Alors on déprimera fortement avec le plessimètre les muscles qui recouvrent l'omoplate et les gouttières vertébrales, et l'on pratiquera sur tous ces points une percussion tantôt légère et tantôt énergique. En agissant ainsi on pourra suivre l'amincissement successif de la lame pulmonaire jusqu'à sa terminaison en arrière du foie et de la rate. Si le peu d'épaisseur que présentent inférieurement les poumons les rendait difficiles à découvrir et laissait ainsi le moindre doute dans l'esprit de l'explorateur, on pourrait avec assez d'avantage commander au malade une forte inspiration qui augmenterait d'autant la clarté du son pulmonal.

N'oublions pas qu'au niveau des piliers du diaphragme le poumon descend moins bas, tout près de la colonne vertébrale, qu'à six à huit centimètres en dehors d'elle ; cette disposition sera rappelée plus tard quand il sera question des épanchements pleurétiques.

3° *Percussion de la poitrine sur les côtés.* L'examen de la région latérale du thorax exige qu'on fasse coucher le malade sur le côté qu'on ne percute pas. Le bras est éloigné du tronc pour ne pas gêner la main de l'explorateur ; mais il ne l'est pas assez pour rendre désormais impossible l'écartement des muscles grand pectoral, grand dorsal et grand rond. Cet écartement facilite l'exploration d'une plus grande étendue de la poitrine. Le plessimètre est porté sous l'aisselle aussi haut que possible, puis on l'éloigne graduellement du sommet axillaire en percutant avec des degrés de force variés, jusqu'à ce que la résistance aux doigts avertisse de la présence du foie à droite et de celle de la rate du côté opposé. Alors sera venu le moment de modérer l'énergie de la percussion, et cette précaution deviendra d'autant plus nécessaire qu'on se rapprochera davantage des attaches du diaphragme. Il importe d'autant mieux que ce précepte soit rigoureusement observé, qu'il est souvent très-difficile de décider à quel point cesse le poumon, alors surtout que le colon et l'estomac affectent avec lui des rapports plus ou moins étendus.

§ VII. *Résultats de la percussion du thorax. — Raisons qui s'opposent à ce qu'il résonne également sur tous les points de son étendue.*

Après avoir mis le médecin à même de percuter convenablement la poitrine, nous sommes conduits naturellement à nous demander quels sont les résultats de cette percussion.

On a dit que la poitrine d'un homme sain résonne quand elle est frappée dans toute son étendue, à raison du volume d'air qui remplit habituellement les poumons ; on a dit encore que le bruit perçu paraît non-seulement être le résultat de la résonnance de l'air, mais encore de l'élasticité naturelle des parois thoraciques et du tissu pulmonaire dont une main exercée sent les frémissements sous les doigts qui percutent; mais cette résonnance est-elle la même sur tous les points de la poitrine? Elle le serait, si les poumons offraient sur tous les points de leur étendue le même volume, si les parois thoraciques présentaient partout la même épaisseur, la même élasticité; mais il est bien loin d'en être ainsi. Ici, en effet, les côtes et les muscles intercostaux ne sont recouverts que par la peau ; là, ce sont des parties molles plus ou moins épaisses qui recouvrent la cage osseuse.

D'une autre part, le poumon est assez épais à son sommet, plus épais à sa partie moyenne, mince inférieurement ; c'est ce qui fait qu'avec la même force de percussion, la poitrine ne résonne pas également sur tous les points ; aussi on peut dire que s'il faut employer une force de percussion égale à deux pour faire résonner à toute profondeur la partie moyenne du poumon épaisse comme deux, il suffira, pour obtenir le même résultat d'une portion du poumon moitié moins épaisse, de percuter avec une force moitié moindre, et ainsi de suite pour tout le reste des poumons.

C'est en faisant l'application de ces principes à la percussion d'un poumon mis à nu qu'on obtient sur tous les points de son étendue la même résonnance, car un lobule présente à peu près la même densité, la même pesanteur qu'un autre lobule du même volume.

§ VIII. *Nuances de son fournies par les douze régions de la poitrine indiquées ci-dessus.*

1° *Région sternale.* Elle ne résonne pas également sur tous les points de son étendue, à moins que le cœur et ses dépendances ne se trouvent placés en dehors du bord gauche du sternum, ce qui est infiniment rare. Hors ces cas exceptionnels, tandis que le son est très-clair dans une étendue de trois, quatre ou cinq centimètres environ à la partie supérieure du sternum, la sonorité s'affaiblit légèrement au niveau de la troisième et de la quatrième côte, pour s'obscurcir immédiatement après jusqu'à la base de l'appendice xyphoïde.

2° *La région sus-claviculaire* donne un son ordinairement assez clair et qui diffère quelquefois fort peu de celui de la région sous-claviculaire.

3° *La région claviculaire* rend au niveau de l'articulation cleïdo-sternale le même son très-clair de la partie supérieure du sternum, puis ce son va s'affaiblissant à mesure qu'on se rapproche davantage de l'extrémité humérale de la clavicule.

4° *La région sous-claviculaire* donne lieu de chaque côté de la poitrine à une sonorité très-remarquable qui offre la plus grande analogie avec la résonnance que donne le sternum dans son tiers supérieur.

5° *La région mammaire* rend encore du son du côté droit, mais moins que celle qui précède. Il en est de même du côté gauche, avec cette différence cependant que le son y est tout à fait nul sur les points correspondants à l'espace où le cœur touche immédiatement aux parois thoraciques.

La région mammaire droite donne un son d'autant plus obscur qu'on se rapproche davantage des points d'insertion du diaphragme aux côtes. A gauche, au contraire, le son est non-seulement un peu plus clair qu'à droite, mais encore il l'est souvent davantage qu'à l'état normal (1); ce qui tient à la présence de l'estomac quand il est distendu par des gaz.

6° *La région vertébrale* résonne bien supérieurement; mais à partir de la quatrième côte, elle donne un peu moins de résonnance à cause de la présence de la base du cœur; au-dessous de cet organe, elle résonne de nouveau, puis le son s'obscurcit bientôt un peu plus bas des deux côtés, à raison de la présence du foie, à moins que celui-ci ne s'étende pas beaucoup à gauche de la ligne médiane, auquel cas seulement la percussion donne de ce côté une sonorité souvent trompeuse en ce qu'elle appartient non pas au poumon, mais bien à l'intestin. Tout le long de la colonne vertébrale, à droite et à gauche, au niveau de l'angle des côtes, l'intensité du son égale celle des régions sous-claviculaires.

7° *La région sus-scapulaire* résonne médiocrement.

(1) Il est très-important de bien analyser ici la qualité du son que l'on obtient, parce que la résonnance pulmonaire doit être distinguée avec beaucoup de soin de la résonnance stomacale. A droite, le poumon seul résonne, parce qu'il repose sur le foie; à gauche le son de l'estomac vient se mêler au son du poumon, pour peu que l'on percute un peu trop fort.

8° *Région sus-épineuse.* Le son qu'elle fournit est assez remarquable ; mais il s'émousse en traversant le muscle sus-épineux et devient plus sensible en dedans qu'en dehors.

9° *La région épineuse* résonne mieux que la précédente.

10° *Région sous-épineuse.* Le son y est plus clair que dans la fosse sus-épineuse ; il est d'autant plus prononcé qu'on se rapproche davantage de l'angle inférieur de l'omoplate et de son bord interne.

11° *La région sous-scapulaire* ne donne pas lieu des deux côtés aux mêmes résultats. En effet, tandis qu'elle rend à droite une clarté de son qui décroît par des nuances insensibles à mesure que l'on percute plus inférieurement, elle donne du côté opposé un son plus uniforme et qui s'étend un peu plus bas qu'à droite. Il faut encore se garder ici de prendre pour du son venant de la poitrine celui que rend quelquefois l'estomac.

12° *La région axillaire* résonne très-bien à gauche dans toute son étendue ; à droite, au contraire, le son clair n'est bien évident qu'au niveau de la troisième, de la quatrième ou de la cinquième côte. A partir de ce point il devient graduellement moins considérable, à cause du voisinage de la glande hépatique.

En résumé :

Le son est clair en avant au-dessus des clavicules, un peu plus clair en arrière de ces os, plus clair encore au-dessous d'eux. Et c'est au niveau de la troisième côte que la résonnance est la plus grande possible ; mais elle s'obscurcit au niveau des mamelles et devient nulle dans une grande partie de la région précordiale. Elle disparaît enfin au niveau de la septième ou de la huitième côte pour être remplacée à droite par la matité du foie, à gauche par la sonorité de l'estomac.

Latéralement, la poitrine résonne très-bien sur tous les points qui correspondent aux poumons.

En arrière, on obtient peu de son au-dessus des omoplates, moins encore dans les régions sus et sous-épineuses ; cependant, le son devient d'autant plus clair qu'on se rapproche davantage de l'angle inférieur du scapulum ; puis il va s'affaiblissant de plus en plus jusqu'à disparaître complétement pour être remplacé à droite par la matité du foie, à gauche par celle de la rate. Les côtés du rachis résonnent bien.

Tels sont les divers caractères du son que donne la poitrine à l'état normal; mais il ne faut pas s'attendre à obtenir chez tous les sujets indifféremment les mêmes résultats plessimétriques; aussi je recommanderai d'une manière expresse avec *Corvisart* de faire un exercice fréquent de la percussion sur toute sorte d'individus, afin de se former des idées justes des sons naturels de la cavité pectorale. Ils diffèrent essentiellement les uns des autres suivant les âges, suivant les sexes et suivant les individus.

1° *Suivant les âges.* Les poumons sont à leur summum de densité dans l'âge adulte; cette densité est moindre dans l'enfance, et c'est ordinairement dans la vieillesse que le tissu pulmonaire est le plus rare possible; ce qui fait que la poitrine des vieillards, toutes choses égales d'ailleurs, résonne mieux que celle des enfants et mieux encore, à plus forte raison, que celle des adultes.

2° *Suivant les sexes.* La présence des mamelles ne peut qu'obscurcir plus ou moins, chez la femme bien conformée, la résonnance des portions du poumon qu'elles recouvrent, et c'est pourquoi j'ai dit (page 78) qu'on devait éviter de percuter sur elles.

3· *Suivant les individus.* En supposant

pour un instant que les poumons eussent chez tous les hommes le même volume, la même densité, « le son qu'ils produiront sera toujours plus clair chez les personnes maigres, plus obscur chez celles dont le système musculaire est très-développé, presque nul chez les individus chargés d'embonpoint. » *Sonus iste in macilentis hominibus clarior, in torosis obtusior; in obesis verò ob molem pinguedinis propè suffocatus deprehenditur.* » (Auen. obs. 1.)

Il résulte des considérations précédentes, qu'on ne doit jamais prononcer d'une manière absolue les mots de *sonorité*, d'*obscurité*, *de quasi-matité*, etc. Ces qualités de son ne peuvent être que relatives, et telles poitrines seront également sonores relativement à deux sujets donnés, qui cependant ne résonneront point de la même manière; comme aussi, dans d'autres circonstances, la même nuance de son qui sera normale chez un premier sujet, pourra bien ne pas l'être chez un second.

Diminution de son à l'état physiologique.

Mais les poumons résonnent-ils également à quelle heure qu'on vienne à les examiner? Il m'est arrivé bien des fois de rencontrer au lever des malades une obscurité de son avec une légère résistance aux doigts, à peine appréciables, mais réelles, du côté du thorax sur lequel ils avaient reposé pendant la nuit. D'autres fois, la différence de son d'un côté à l'autre n'était pas sensible à l'oreille, mais elle l'était à la main qui éprouvait une légère sensation de résistance qu'il était aisé d'apprécier comparativement à celle que donnait le côté opposé de la poitrine.

La découverte de ce fait date d'une époque peu éloignée, où examinant la poitrine d'un malade, je fus surpris de trouver des deux côtés moins de son et moins d'élasticité que je n'en avais attendu de la conformation du sujet. D'où provenait cette double obscurité? Je faisais de vains efforts pour en trouver la cause, lorsque, après quelques instants de réflexion, je me demandai si le décubitus n'aurait pas joué un certain rôle dans le fait que je ne pouvais m'expliquer; j'interrogeai donc le malade dans ce sens, et j'appris qu'il avait dormi sur le ventre. Je conclus de cette déclaration du malade, que le décubitus avait agi sans doute en déterminant une congestion à la partie antérieure des poumons; et ce qui me confirma davantage dans cette manière de voir, c'est que la poitrine du même malade, percutée quelques heures plus tard, m'offrit une sonorité plus grande en même temps qu'un peu plus d'élasticité.

Indépendamment de cette cause (décubitus), dont plusieurs personnes après moi ont déjà constaté les effets, il en est d'autres qui affaiblissent la clarté normale du thorax; je veux parler de la plénitude de l'estomac et du développement de l'utérus chargé du produit de la conception.

La plénitude de l'estomac exerce particulièrement son influence sur le poumon gauche; la grossesse agit ordinairement sur les deux poumons à la fois.

§ IX. *Des maladies de la poitrine dans lesquelles la percussion peut être utile. Du son contre nature du thorax et de ce qu'il signifie en général.*

Après avoir exposé les divers caractères du son que fournit la poitrine chez l'homme sain, j'ai parlé des nuances nombreuses que peut apporter à ce résonnement telle ou telle constitution individuelle, sans sortir de l'état de santé; mais de combien de modifications la résonnance thoracique n'est-elle pas susceptible, dans une foule d'états pathologiques qui agissent en altérant, soit en plus, soit en moins, le son naturel de la cavité pectorale!

Voici ce qu'on lit à ce sujet dans la troisième observation d'Auenbrugger :

1° *Si in aliquâ thoracis parte sonorâ, eâdem intensitate percussâ, sonus altior, morbosum ibi subesse notat, ubi altitudo major.*

2° *Si in aliquâ thoracis parte sonorâ sub eâdem intensitate percussâ, sonus obscurior, morbus in obscuriùs sonante loco hærebit.*

Ces deux propositions incontestées aujourd'hui, n'étaient-elles pas démontrées l'une et l'autre au même point pour leur auteur, et celui-ci ne faisait-il qu'entrevoir la vérité de la première, ou bien possédait-il devers lui des observations qui la légitimaient aussi bien que la seconde? Je le crois d'autant plus volontiers que la brochure tout entière d'*Auenbrugger* est empreinte du cachet du génie d'un excellent observateur, et qu'il m'est difficile d'admettre qu'il ait pu se contredire ainsi à son insu comme *Corvisart* le suppose.

Plus je réfléchis à ce jugement porté par *Corvisart*, et moins je puis comprendre que cet auteur n'ait point connu d'état pathologique du poumon existant avec une exagération du son naturel de cet organe (1).

La résonnance du thorax se trouve augmentée, en effet, dans tous les cas où le tissu pulmonaire est devenu plus rare ; elle se trouve affaiblie au contraire, ou même complétement abolie, toutes les fois que ce même tissu se trouve augmenté de densité.

Or, dans quelles circonstances les parois thoraciques produiront-elles plus de son qu'à l'état normal?

Ce sera dans la dilatation des quatrième ou cinquième divisions bronchiques, quelle qu'en soit la cause (catarrhe muqueux chronique, catarrhe pituiteux, catarrhe sec) : dans la dilatation des bronches ; dans celle des vésicules aériennes (emphysème proprement dit de Laënnec) ; dans l'infiltration de l'air dans le tissu cellulaire intervésiculaire (emphysème proprement dit des anciens auteurs) ; dans l'infiltration de l'air dans le tissu cellulaire situé au-dessous de la plèvre (emphysème sous-pleural).

Je puis ajouter immédiatement à ce tableau,

(1) Si le son est plus considérable, a dit *Corvisart*, c'est une preuve du meilleur état du poumon, et non un signe qu'il soit malade. (Auenb. page 40.)

comme exagérant le son clair des parois thoraciques, les excavations plus ou moins étendues, plus ou moins nombreuses, qui peuvent survenir dans le poumon à la suite de *la phthisie, de l'hépatisation, de la gangrène, de l'apoplexie pulmonaires;* mais les résultats plessimétriques fournis par ces excavations ne sauraient être séparés dans leur étude de ce qui regarde chacun des états organiques qui viennent d'être énumérés.

Dans toutes les circonstances ci-dessus énoncées, le poumon, sous un volume donné, contient plus d'air qu'à l'état normal et par conséquent moins de parties solides.

Le contraire s'observe dans la compression, la congestion, l'inflammation, la gangrène, l'œdème, l'apoplexie et la tuberculisation pulmonaires; bien entendu tant que ces maladies ne sont pas arrivées à ce degré où des cavités se sont formées dans le parenchyme du poumon.

Avant de passer en revue chacun de ces états morbides, il ne sera pas hors de propos d'emprunter à l'ouvrage d'*Auenbrugger* quelques passages remarquables.

1° Dès qu'un point du thorax ordinairement sonore est tout à fait privé du son qui lui est naturel, c'est-à-dire qu'il rend le son d'une chair frappée, une maladie est cachée dans le lieu qui résonne ainsi (1).

2° Si le thorax percuté dans un lieu ordinairement sonore rend le son d'une chair frappée, croyez que la maladie comprend toute l'étendue du lieu qui aura rendu un tel son.

3° Si la poitrine frappée dans un endroit ordinairement sonore rend le son d'une chair frappée, ordonnez de faire une grande inspiration et de la retenir. Si l'air inspiré étant retenu, le lieu percuté conserve le son d'une chair frappée, jugez que la maladie s'étend profondément dans la cavité de la poitrine.

4° Si la poitrine, frappée à la partie antérieure, l'air inspiré étant retenu, rend un son semblable à celui d'une chair frappée, percutez alors la partie postérieure diamétralement opposée; si elle ne rend aussi dans ce lieu ordinairement sonore que le son d'une chair frappée, alors le mal pénètre toute la cavité du thorax. (obs. 3, p. 42 et suiv.).

Corvisart a trouvé ces paragraphes si clairs, si précis et si vrais, qu'il recommande aux mé-

(1) Il n'est point nécessaire qu'une portion de la poitrine ordinairement sonore ne rende pas du tout de son pour conclure à l'existence d'une maladie; il suffit qu'elle résonne un tant soit peu moins. C'est dans ces cas de diagnostic difficiles, qu'il importe surtout de bien faire respirer les malades.

decins de s'en pénétrer fortement par une méditation profonde, une étude réfléchie, et surtout en réitérant ces expériences, dont les résultats toujours fidèles leur dévoileront les ressources certaines et nombreuses de la percussion.

Arrivons maintenant aux applications de cette méthode au diagnostic des maladies du poumon, conformément à l'ordre ci-dessus exposé.

1° *Catarrhe muqueux chronique.* Lorsque le catarrhe muqueux dure depuis longtemps et qu'il a fini par déterminer une dilatation générale ou seulement partielle des bronches, la poitrine résonne mieux pour l'ordinaire qu'à l'état normal; mais ce caractère n'existât-il point, on n'en devrait pas moins recourir à la percussion dans ces cas difficiles, où l'on ne sait pas trop s'il s'agit d'un catarrhe chronique ou bien d'une phthisie pulmonaire. Ces deux maladies présentent quelquefois, en effet, la plus grande ressemblance sous le rapport de l'expectoration, de l'amaigrissement et de tous les autres symptômes, comme l'observe *Laënnec*, et quoique cet auteur ait avancé « que la percussion ne peut lever la difficulté, puisque dans beaucoup de cas la poitrine résonne parfaitement bien, » il est [illegible] lire cependant que ces cas sont exceptionnels, et que par conséquent ils n'autorisent point à négliger un signe physique qui ne saurait être toujours sans importance. Nous indiquerons d'ailleurs, quand il sera question de la phthisie, des signes plessimétriques qui ne permettent pas de confondre cette grave affection avec le catarrhe chronique.

2° *Catarrhe pituiteux*. Il s'accompagne quelquefois aussi comme le précédent, surtout quand il date déjà de quelque temps, d'un certain degré de dilatation des bronches; c'est assez dire que la poitrine résonne très-bien dans cet état pathologique, et que cette clarté de son peut devenir légèrement exagérée.

3° *Catarrhe sec*. A plus forte raison en advient-il ainsi dans le catarrhe sec, alors surtout qu'il existe un engorgement de la membrane muqueuse du larynx, engorgement assez considérable pour gêner l'abord de l'air dans les poumons, auquel cas la sonorité des parois thoraciques finira par devenir assez grande pour qu'on puisse croire à l'existence d'un emphysème pulmonaire déjà très-avancé (Andral).

Ainsi que *Laënnec* l'a parfaitement indiqué, dans le catarrhe sec le plus grand nombre des vésicules aériennes habituellement distendues par l'air qui s'y trouve incarcéré, rendent le tissu du poumon plus rare ; il est par conséquent plus sonore.

Si l'emphysème vient se joindre à ce catarrhe, la percussion fournit un son particulier dont il sera bientôt parlé.

4° *Dilatation des bronches.* Les observations de dilatations bronchiques considérables sont loin d'être fréquentes ; cependant M. le professeur Andral en a publié un exemple remarquable. La capacité de la bronche égalait celle d'une noix, et l'on avait entendu pendant la vie une pectoriloquie évidente. (Citat. de Laënnec, tome 1, page 261.) La percussion ne pourrait que fournir dans des cas analogues un son clair et semblable à celui des cavernes tuberculeuses ; elle apprendrait de plus, pour l'ordinaire, qu'il n'existe pas d'indurations autour de la bronche ainsi dilatée, tandis qu'on les rencontre chez les phthisiques ; toutefois il peut arriver que la bronche dilatée comprime le tissu pulmonaire qui l'environne, la difficulté du diagnostic devient alors immense, et même insurmontable à l'aide de la percussion toute seule.

5° *Emphysème vésiculaire, intervésiculaire sous-pleural.* Lorsque sous un volume donné le poumon se trouve diminué de densité, soit par l'effet du développement anormal des vésicules aériennes, soit par l'infiltration de l'air dans les mailles du tissu cellulaire interlobulaire ou sous-pleural, la poitrine résonne davantage sur les points correspondants au siége de ces diverses lésions existant séparément ou réunies, et le degré de cette résonnance augmente en raison directe de la raréfaction du tissu pulmonaire; toutefois, je ne sache pas qu'on ait cité même un seul cas d'emphysème où le timbre de la résonnance thoracique ait pu se comparer à celui qu'on nomme tympanique (1). Quoique la clarté fournie par le poumon puisse surpasser de beaucoup celle de l'état sain, on peut assurer cependant que le son du thorax est le plus souvent simplement exagéré, et qu'il ressemble assez exactement à celui qu'on évoque de la

(1) M. Bouillaud cite une observation d'emphysème sous-pleural des plus remarquables, occupant la base du poumon gauche : il existait sur ce point un énorme kyste rempli d'un fluide gazeux; ce kyste était tellement volumineux, qu'au premier abord on crut avoir enlevé l'estomac avec le poumon; mais on s'aperçut bientôt que ce kyste n'était autre chose qu'une portion de la plèvre pulmonaire, soulevée par une grande quantité d'air qui s'était échappé à la faveur de la rupture d'une ou de plusieurs cellules bronchiques..... Auprès de cette poche en existait une autre, du volume d'une vessie ordinaire.

(Dict. de méd. et de chir. prat., tome 7, page 133.)

Il est à regretter que l'état d'abattement du malade n'ait pas permis à M. Bouillaud d'explorer la poitrine avec le plus grand soin; cet auteur nous aurait appris alors quels auraient été, dans ce cas, les résultats de la percussion pendant la vie.

poitrine d'un individu qui vient de faire une inspiration forte très-prolongée.

Si les deux poumons à la fois sont emphysémateux, la poitrine tout entière résonne plus qu'à l'état normal, et cette résonnance est la même des deux côtés, à moins que l'emphysème soit moins prononcé d'un côté que de l'autre.

Si la lésion affecte un poumon seulement, il en résulte une exagération de son du côté correspondant de la cavité thoracique, et cette sonorité devient plus évidente encore si on la compare à celle du poumon sain.

Il est plus fréquent d'observer l'emphysème sur une partie d'un seul des deux poumons ou de l'un et de l'autre; dans tous les cas la percussion indique le siége, l'étendue et le degré du mal.

6° *Diminution du son de la poitrine causée par la compression du poumon.* Tout état organo-pathologique quel qu'il soit, qui exercera son action sur les poumons de manière à les comprimer, augmentera leur densité dans des proportions variables, et par suite rendra plus ou moins obscurs les points correspondants de la poitrine. Parmi ces états pathologiques se trouvent: le pneumothorax, l'hydropleurie, l'hydropéricardie, l'hypertrophie du cœur,

6.

l'augmentation de volume du foie, l'ascite, le météorisme, etc. Je n'insisterai pas sur toutes ces causes; on n'a que trop souvent l'occasion d'en constater les résultats vis-à-vis des poumons; mais il en est une qu'on observe plus rarement dans les hôpitaux et sur laquelle je dois appeler un moment l'attention; je veux parler *de la conformation vicieuse du thorax.* « Dans ces cas, dit Mérat, presque toujours le son est plus sourd que dans l'état sain. Chez les bossus, on a des exemples assez fréquents de cet état contre nature, soit que les organes éprouvent de la compression par le défaut d'espace, soit que les courbures vicieuses de la charpente osseuse présentent des parties dures là où devraient s'en trouver de molles et d'élastiques (1). »

(1) Les faits cliniques sont parfaitement d'accord avec cette manière de voir de Mérat, et pour ma part j'ai recueilli déjà quelques observations qui ne laissent pas le moindre doute dans mon esprit. En voici une entre autres qui m'a été fournie par un jeune homme âgé de seize ans, entré à l'hôpital de la Pitié au mois de novembre 1842, pour s'y faire traiter de la chorée. Ce jeune homme a joui d'une bonne santé jusqu'à l'âge de onze ans; mais depuis cette époque la plus petite course suffit pour l'essouffler, au point qu'il est souvent forcé de s'arrêter et de s'asseoir pour respirer mieux à l'aise. Il n'a jamais éprouvé, du reste, des palpitations de cœur. Quelle est la cause de cette dyspnée? On fait déshabiller entièrement le malade pour examiner sa poitrine, et l'on voit

7° *Diminution de son consécutive à la résorption d'un épanchement pleurétique.* A la suite de l'absorption du liquide exhalé, le poumon plus comprimé qu'avant la maladie, adhère ordinairement à la plèvre costale, et la cavité correspondante du thorax est plus étroite. Une pareille disposition ne peut pas exister sans que le poumon ne soit plus dense, ce qui est le motif de l'affaiblissement du son du côté du thorax anciennement malade.

8° PNEUMONIE. J'ai publié d'après les leçons cliniques de M. Piorry, conjointement avec un de mes condisciples, M. Angot, une série d'articles sur les états morbides variés que les auteurs ont réunis sous le nom générique de *pneumonie* (1).

que la colonne vertébrale est fortement incurvée à droite, et qu'elle proémine également en arrière. M. Piorry la percute avec beaucoup de soin, et il résulte de son examen une connaissance plus exacte encore de sa disposition.

Je percute à mon tour la poitrine, dans l'intention de connaître l'état physique des poumons, et je trouve celui du côté droit moins sonore et moins élastique que celui du côté opposé. Ces différences sont très-sensibles, et elles méritent d'autant mieux d'être notées, que le malade se couche habituellement sur le côté gauche, assurant qu'il éprouve ainsi moins de gêne et plus de calme dans le sommeil.

(1) Voyez le journal l'Esculape : Considérations sur la pneumonie, nos 38, 40, 42 ; et les nos 3, 6, 11, 12, 17, 20, 25 de la nouv. série, ann. 1840.

Il est résulté clairement pour moi de cette manière de considérer les faits :

1° Que la prétendue pneumonie n'était pas un état organo-pathologique simple, mais bien la réunion d'un grand nombre de pneumopathies différentes ;

2° Que dans toute pneumonie il y avait une congestion sanguine dans le poumon, et que cette congestion pouvait tenir :

A. A la pléthore : *pneumohémie pléthorique.*

B. A un défaut d'action du cœur ; à une gêne dans la circulation, quelle qu'en soit la cause : *pneumohémie acardiosthénique* (1).

C. A l'influence de la pesanteur : *pneumohémie hypostatique* (2).

(1) Je crois devoir rattacher à cette pneumohémie celles qui sont consécutives aux affections vives de l'âme, qui entraînent à la longue l'obscurcissement du son de la poitrine, sur lequel *Auenbrugger* a le premier appelé l'attention.

(2) A cette pneumohémie que M. *Piorry* a décrite sous le nom de *pneumonie hypostatique*, se rapportent sans doute les cas de rougeole, de variole, de scarlatine, de gale, de toutes les maladies exanthématiques, en un mot, qui s'accompagnent de diminution de son dans la poitrine. Cette remarque, faite pour la première fois par *Auenbrugger*, a été confirmée par *Corvisart*, et j'en ai moi-même bien des fois constaté l'exactitude avant de connaître les travaux de ces deux médecins. *Corvisart* a noté de plus, que le son naturel se rétablit à mesure que l'éruption se complète ; il prétend même avoir observé le son contre nature chez des personnes qui avaient été guéries promptement *de dartres ou de la gale.*

D. Que ces trois états pathologiques pouvaient se lier comme cause, comme effet ou comme coïncidence à un état particulier du sang ou des solides, d'où naissaient les caractères d'une véritable phlegmasie : *la pneumonite.*

E. F. Que celle-ci pouvait avoir sa source, soit dans une cause externe ou chirurgicale, soit dans une inflammation de la membrane muqueuse des voies aériennes, arrivant par continuité de tissu jusqu'au poumon lui-même, d'où : *la pneumonite traumatique, la broncho-pneumonite;* enfin qu'elle pouvait exister avec des tubercules, d'où la nécessité de reconnaître : *une pneumonite tuberculeuse.*

L'histoire de ces nombreux états pathologiques a fait voir qu'ils diffèrent entre eux :

1° Par les lésions anatomiques;
2° Par les signes physiques ;
3° Par les signes fonctionnels;
4° Par la marche;
5° Par les causes;
6° Par la pathogénie;
7° Par le pronostic;
8° Par le traitement.

C'est pourquoi, sans entrer ici dans de plus longs détails, je vais dire ce qu'apprend la percussion dans chacun de ces états pathologiques considérés isolément.

A. *Pneumohémie pléthorique.* Obscurité de son dans toute la partie postérieure de la poitrine, quelquefois plus marquée d'un côté que de l'autre, mais existant rarement à la partie antérieure, et persistant malgré de fortes inspirations.

B. *Pneumohémie acardiosthénique* (1). Obscurité de son non moins considérable que dans la pneumohémie de cause pléthorique. Cette obscurité n'existe pas seulement comme dans celle-ci à la partie postérieure de la poitrine, mais on la trouve encore en avant et sur

(1) *Auenbrugger* plaçait la nostalgie au nombre des affections chroniques où le son régulier de la poitrine est obscurci, et *Mérat* ne comprenait pas le rapport qu'il pouvait y avoir entre une maladie essentiellement nerveuse et morale, et le son contre nature du thorax. Ce rapport est bien simple à expliquer, ce me semble. Qu'arrive-t-il, en effet, dans une affection vive de l'âme, dans une douleur dès longtemps concentrée? La respiration est en souffrance, elle languit, elle s'identifie en quelque sorte avec l'individu qui désespère de revoir son pays, sa famille, etc. A mesure que les inspirations deviennent plus rares, le sang s'accumule dans les poumons en proportions plus grandes, et bientôt cet état de congestion devient une habitude. A l'hyperhémie des premiers jours succède à la longue une phlegmasie véritable, et l'on trouve après la mort le poumon qui ne résonnait pas *calleux*, *dur*, *plus ou moins purulent*. (Auenbrugger.) Si les deux poumons sont affectés à la fois, l'un et l'autre résonnent mal; mais il est rare qu'ils soient malades au même point.

les côtés ; ce n'est pas à dire pour cela que tous les points de l'organe pulmonaire aient également perdu de leur résonnance et de leur élasticité ; non, l'altération du son, pour être générale, est cependant plus prononcée proportionnellement en arrière que partout ailleurs. Une autre ressemblance rapproche encore cette pneumohémie de la précédente ; c'est la persistance du son contre nature malgré les efforts incessants que font les malades pour faire pénétrer de l'air dans la poitrine.

C. *Pneumohémie hypostatique.* Dès les premiers moments de l'invasion de cette maladie, obscurité de son très-légère au voisinage de l'angle inférieur des omoplates et des tubérosités costales. Le plus souvent c'est à droite que s'observe ce signe physique ; il est toujours subordonné, du reste, aux positions que le sujet affecte dans son lit.

A mesure que la maladie fait des progrès, le son clair du poumon s'affaiblit davantage jusqu'à ce que survienne une matité, qui non-seulement devient de jour en jour plus considérable, mais encore plus étendue. Cette matité qui se propage de bas en haut est graduée, progressive, et le passage des parties saines aux parties malades se fait par des nuances insensibles, tellement que le défaut de son est d'autant plus marqué qu'on percute plus inférieurement sur les points du poumon primitivement envahis.

D. *Pneumonite.* Puisque la densité des poumons est variable suivant le degré auquel est parvenue la pneumonite, il s'ensuit que les résultats de la percussion doivent être soumis aux mêmes variations. Aussi, dès le début de cette phlegmasie, alors que l'air continue de pénétrer dans les vésicules, le poumon résonne encore bien; mais insensiblement la percussion démontre au niveau des points malades, d'abord un peu moins de son qu'à l'état normal avec fort peu de résistance aux doigts, et un peu plus tard une obscurité de son d'autant plus grande que la pneumonite touche de plus près au deuxième degré. Alors, en effet, le tissu pulmonaire devient plus consistant, moins perméable à l'air, et l'obscurité du son est remplacée par une quasi-matité dont l'intensité s'accroît de jour en jour. La résistance aux doigts augmente aussi en raison directe de l'induration du poumon. Lorsque celle-ci est parvenue à l'état de splénisation ou d'hépatisation rouge ou grise qui constituent les deuxième ou troisième degrés de la pneumonite, la matité est complète au centre de l'inflammation; je dis au centre, car il ne faut pas s'attendre à ce que le son contre nature soit au même degré sur tous les points malades; il est bien loin d'en être ainsi.

Les phénomènes de la percussion suivent un ordre inverse à celui dont je viens de parler, lorsque la maladie marchant vers la résolution, le poumon redevient par degré et plus élastique et plus sonore.

On a dit que la percussion pourrait se trouver en défaut si l'inflammation existait des deux côtés et au même degré. On peut répondre à cela que les deux poumons se rencontrent rarement dans cette condition, et que d'ailleurs s'il se commettait dans ces cas des erreurs, il faudrait les imputer au médecin tout seul, qui n'aurait pas su reconnaître un son contre nature dans la poitrine qu'il vient d'examiner.

La pneumonite lobulaire et la pneumonite centrale sont moins accessibles à la percussion, alors surtout que l'engorgement pulmonaire est peu considérable; mais si sur tous ces points l'imperméabilité est à peu près complète, et si la pneumonite a lieu dans une certaine étendue, une percussion assez forte donnera moins de son sur les points correspondants des parois thoraciques.

C'est particulièrement dans ces cas difficiles qu'on devra successivement explorer les régions semblables des deux côtés de la poitrine. Cet examen comparatif fournit souvent des documents utiles.

S'il se formait des abcès à la suite d'une pneumonite ancienne ou de fraîche date, et que ces abcès vinssent à se vider, les cavités qui leur succéderaient seraient reconnues par les signes plessimétriques que fournissent les cavernes tuberculeuses. (Voyez plus loin.)

E. *Pneumonite traumatique.* On la reconnaîtra aux caractères plessimétriques de la *pneumonite;* seulement ces caractères se rencontreront indistinctement en avant, en arrière, sur les côtés, suivant que la blessure du poumon aura intéressé l'une ou l'autre de ces parties.

F. *Broncho-pneumonite.* Dans les premiers temps de cette maladie, ou plutôt lorsqu'il n'existe encore qu'une bronchite, les poumons résonnent comme à l'ordinaire; mais lorsque l'inflammation commence à s'en emparer, elle se trahit aussitôt par un léger degré d'obscurité qui s'élève insensiblement jusqu'à la matité. On trouve ces nuances de son au niveau des points occupés par lésion anatomique, c'est-à-dire indifféremment en avant, en arrière, en bas, au milieu, mais rarement en haut.

G. *Pneumonite tuberculeuse.* Le signe physique de la percussion se rencontre sur les points où existent ordinairement les tubercules, c'est-à-dire à la partie supérieure des poumons, au-dessus des clavicules; en arrière et au-dessous de ces os; au-dessus et au niveau de la fosse sus-épineuse. Le son contre nature que l'on trouve sur toutes ces régions ne se montre pas brusquement comme dans la pneumonite; faible d'abord et à peine sensible, il augmente progressivement, et chaque jour la résistance aux doigts devient de plus en plus marquée.

Pneumonie chronique. « La pneumonie chronique, commune chez les enfants et les vieillards, maladie sur laquelle on possède si peu de documents bien certains, est également reconnaissable, malgré sa marche souvent larvée et latente, par l'emploi de la percussion, qui montre une diminution notable dans la nature du son, et dont on peut suivre l'étendue par celle de la région où il manque. Il est bien entendu que c'est en comparant les symptômes généraux avec les résultats de la percussion qu'on parvient à établir avec quelque exactitude le diagnostic de la pneumonie chronique. (Mérat. *Oper. cit.* page 296.)

9° *Gangrène du poumon* (*pneumonécrosie*). Puisque l'anatomie pathologique démontre que le poumon présente lorsqu'il est gangréné la même densité que dans la pneumohémie hypostatique, l'engorgement séreux cadavérique, la pneumonite au premier degré, etc., il est évident que la pneumonécrosie ne doit pas différer, à la percussion, des maladies dont je viens de parler. Je ne répéterai donc pas ici ce que j'ai dit ailleurs; j'ajouterai seulement que des escarrhes gangréneuses peuvent se détacher des parties environnantes, et qu'elles sont susceptibles dès lors, ou bien de demeurer isolées au milieu de l'excavation qui vient de se former, ou bien d'abandonner, après s'être ramollies, cette excavation ulcéreuse.

On trouvera dans le premier cas de l'obscurité seulement, ou plutôt de la quasi-matité, et dans le second cas on pourra obtenir l'un ou l'autre des résultats divers qui sont communs aux abcès du poumon, quelle qu'en soit la source.

10° *Œdème du poumon* (*hydropneumonie*). Il est impossible de concevoir un certain degré d'infiltration de sérosité dans le tissu pulmonaire, sans concevoir en même temps dans ce tissu une augmentation de densité portée plus ou moins loin ; aussi la percussion médiate produit-elle dans cette maladie un son d'autant plus sourd que l'hydropneumonie est plus considérable. C'est au niveau des points correspondants au siége de la pneumopathie qu'existe le son contre-nature, et celui-ci se rencontre tantôt sur un seul côté de la poitrine, tantôt sur les deux côtés à la fois.

Dans le premier cas, l'obscurité du son contraste plus ou moins avec la résonnance normale qui distingue le côté sain. Dans le second cas, ou bien les deux poumons peuvent être malades sans l'être au même point, et la percussion indique les degrés respectifs de cette infiltration ; ou bien ils sont infiltrés également, et la percussion fait entendre d'un côté comme de l'autre des nuances de son tout à fait identiques. C'est là précisément ce qui a fait dire à *Laënnec* que dans ce dernier cas la percussion indiquait rarement quelque chose. Le perfectionnement de cette méthode ne permet plus aujourd'hui de tenir ce langage, d'autant mieux que l'hydropneumonie nous offre les caractères plessimétriques que j'ai dit exister dans la pneunohémie hypostatique, c'est-à-dire que la résonnance des parois thoraciques est d'autant plus obscure qu'on se rapproche davantage des points les plus déclives eu égard à la position du sujet. Cette similitude dans les résultats de la percussion dans ces deux maladies, n'a rien de surprenant quand on se souvient que l'œdème du poumon obéit le plus souvent aux lois de la pesanteur; aussi occupe-t-il le plus communément les parties postérieures et inférieures du poumon.

Il existe toujours un rapport nécessaire entre les résultats de la percussion et le degré de l'infiltration séreuse, et comme le degré de cette infiltration est infiniment variable, il s'ensuit qu'on peut observer des nuances de son bien différentes, depuis l'obscurité la plus légère jusqu'à la quasi-matité. Je dis la quasi-matité, parce que l'altération du son est loin d'être aussi grande dans l'œdème du poumon qu'elle l'est dans la pneumonite parvenue aux deuxième ou troisième degrés. Si, à l'existence de l'œdème, se lie celle de l'emphysème ou d'un catarrhe sec assez intense, le défaut de clarté dû à l'infiltration est en quelque sorte voilé par la résonnance de l'emphysème, tellement qu'on doit alors s'en rapporter plutôt à la sensation tactile qu'à la sensation acoustique.

11° *Apoplexie pulmonaire* (*hémopneumorrhagie*). Tant que l'hémoptysie ne va pas au delà de cette simple exhalation sanguine que l'auteur de l'auscultation médiate a désignée sous le non d'*hémorrhagie bronchique*, le résonnement des parois thoraciques ne s'en trouve nullement affaibli; mais lorsque le parenchyme pulmonaire devient le siége d'une hémorrhagie, la poitrine ne résonne plus dans une étendue variable, et l'engorgement hémoptoïque n'occupât-il que l'espace de 3 à 4 centimètres carrés, le plessimètre en donne conscience. A plus forte raison en arrive-t-il ainsi, lorsqu'il existe deux ou trois engorgements semblables dans le même poumon. Mais quel est le genre de matité que donne alors la percussion? On sait que les engorgements hémoptoïques sont le plus souvent circonscrits, et que les portions du poumon qui les entourent sont parfaitement saines; la percussion indiquera donc cette condition pathologique, en produisant un son très-mat sur tous les points de la pneumorrhagie, ce qui n'est pas dans la pneumonite, où le summum de la matité occupe, comme nous l'avons vu, le centre des parties enflammées, pour s'affaiblir ensuite d'autant plus qu'on se rapproche davantage des parties saines du poumon. Avouons cependant que ces différences dans les résultats plessimétriques ne sont pas toujours bien tranchées, particulièrement lorsque la pneumorrhagie se faisant lentement, l'étendue qu'elle occupe n'est pas exactement limitée.

Il peut se faire que l'apoplexie pulmonaire affecte la disposition lobulaire, c'est-à-dire que le sang épanché dans les vésicules représente d'innombrables petits foyers séparés les uns des autres par du parenchyme pulmonaire sain ; alors la percussion fournira des signes analogues à ceux des tubercules pulmonaires crus disséminés, le siége seul de ces signes sera en général changé.

Si les deux poumons sont en même temps le siége d'une hémorrhagie, la percussion médiate donne des deux côtés un son contre nature.

On a observé que ces hémorrhagies existent le plus souvent vers le centre du lobe inférieur ou vers la partie postérieure moyenne du poumon ; c'est donc en arrière particulièrement qu'il les faut rechercher.

Si la pneumorrhagie marche vers la résolution, les parties engorgées deviennent de plus en plus sonores et élastiques. Dans les cas, au contraire, où la pneumorrhagie vient à se terminer par la suppuration, qui convertit en un foyer purulent les portions du poumon primitivement indurées, on retrouve quelques-uns des caractères qui vont être décrits au numéro suivant.

12° *Phthisie pulmonaire (pneumophymie).* Je n'aborderai pas la question de savoir quel est celui des deux poumons qui se trouve envahi le premier par des tubercules, pas plus que je ne rechercherai lequel de ces organes en présente ordinairement davantage; cette question, qui d'ailleurs est encore en litige, fût-elle résolue, ne nous offrirait pas sous le point de vue de la percussion une grande importance. Je me contenterai donc de dire avec *Laënnec* que les tubercules s'accumulent d'abord au sommet des poumons, sauf quelques cas exceptionnels fort rares, et que c'est là par conséquent qu'il convient de les aller chercher (1).

(1) On raconte que Laënnec a méconnu parfois des excavations tuberculeuses du sommet du poumon, et on attribue ces erreurs de diagnostic : 1° à ce qu'il ne tirait qu'un très-faible parti de la percussion des régions sus-scapulaire, sus-épineuse et sus-claviculaire (à cause de l'épaisseur des muscles qui concourent à former ces régions); 2° à ce que le murmure vésiculaire du sommet du poumon est souvent masqué par le bruit trachéal, par les pulsations fortes des artères sous-claviculaires, par une respiration pulmonaire très-forte, etc.; 3° à ce qu'il n'avait enfin d'autre moyen de reconnaître l'existence d'une caverne au haut du poumon, qu'en percutant la clavicule.

L'imperfection de la percussion au temps où vivait Laënnec,

Toutefois, ce n'est pas seulement la partie antérieure de la poitrine qu'il faut examiner avec beaucoup de soin, depuis le sommet du poumon jusqu'à la troisième ou la quatrième côte; les points diamétralement opposés, aussi bien que la région axillaire supérieure, ne méritent pas moins de fixer l'attention, parce que la présence des tubercules n'est pas moins sensible à la percussion en arrière qu'au niveau des régions claviculaire, sus et sous-claviculaire, et qu'il est aussi aisé de constater une résonnance anormale dans l'une ou l'autre des aisselles, lorsque les productions dont je viens de parler s'y trouvent en quantité notable.

Les résultats plessimétriques de la percussion sont loin d'être les mêmes dans tous les cas de tuberculisation pulmonaire; il faut bien se pénétrer de cette vérité pour apporter à son investigation tous les soins nécessaires. En effet, suivant l'âge des tubercules, leur nombre, l'espace et le lieu qu'ils occupent, etc., la résonnance pulmonaire augmente ou s'affaiblit, à moins qu'elle ne change pas.

et l'impuissance de l'auscultation dans les circonstances que je viens d'énumérer, recommandent puissamment la percussion médiate, qui pourra toujours s'exercer sans obstacle à la région acromienne, non moins qu'à la partie postérieure du col et supérieure du dos.

Cette dernière circonstance peut fort bien se présenter, s'il existe des tubercules crus, même assez nombreux, mais d'un petit volume, répandus çà et là dans le parenchyme pulmonaire, et séparés ainsi les uns des autres par une assez grande quantité de poumon sain pour que celui-ci puisse conserver sa perméabilité.

Mais il n'en est pas de même si des tubercules crus existent en grand nombre au sommet de l'organe de l'hématose, en arrière des clavicules ou au-dessous d'elles, etc. ; car alors la densité du poumon se trouve nécessairement augmentée, ce qui diminue dans les mêmes rapports la résonnance des parois thoraciques.

Que si au contraire, comme l'observe très-judicieusement M. le professeur Andral, les tubercules crus se développent au sein du poumon emphysémateux, alors, non-seulement les portions du poumon qui sont le siége des tubercules ne donnent pas lieu seulement à un son moins clair, mais encore les parois thoraciques correspondantes offrent une *sonorité toute particulière.*

Voilà pour ce qui regarde les signes plessimétriques des tubercules crus ; on peut même dire que ce qui précède est applicable à ces produits accidentels, alors qu'ils commencent à se ramollir et même ordinairement tout le temps que dure ce travail ; mais, que ces tubercules se réunissent pour ne plus former qu'un masse au sein du tissu pulmonaire, alors le point correspondant donne lieu à une nuance de son qui se rapproche d'autant plus de la matité, que l'excavation est plus étendue et plus superficielle. La mesure de la profondeur à laquelle elle se trouve est donnée par le degré de force qu'il faut accorder à la percussion pour obtenir le son contre nature. On ne doit donc pas se borner à frapper légèrement le thorax quand on ne découvre rien au premier abord, car ce serait s'exposer à ne pas reconnaître dans maintes circonstances l'existence des tubercules. C'est particulièrement dans les cas difficiles qu'on ne saurait trop comparer, avec le même mode de percussion, les points semblables des deux côtés de la poitrine.

A mesure que les tubercules se ramollissent, ils donnent lieu à une obscurité de son qui va le plus ordinairement en croissant et en prênant de l'extension, tant parce qu'il se forme de nouveaux tubercules autour des premiers, qu'à cause de l'induration dont le tissu pulmonaire peut se trouver atteint dans les mêmes points.

Mais ce ne sont pas là les seules causes capables d'augmenter le degré et l'étendue du son contre nature : il faut aussi tenir compte de l'infiltration qui, pour être très-rare autour des tubercules crus, se produit assez communément entre ces produits ramollis, non moins qu'aux environs des excavations existantes. Je n'ai pas à m'occuper ici de la nature de ces infiltrations, sur laquelle les auteurs d'anatomie pathologique sont loin d'être d'accord; j'ai dû me borner à constater les modifications qu'elles apportent à la percussion médiate. J'ai parlé de la matité plus ou moins grande qu'elles déterminent, il ne me reste plus qu'à mentionner la résistance aux doigts qui suit absolument la progression croissante de cette matité.

Cependant il arrive parfois, quoique bien rarement, que les points du poumon qui jusqu'alors ont été remarquables par une obscurité de son plus ou moins manifeste, finissent par devenir plus clairs, tellement que cette circonstance peut en imposer à quelques médecins, ainsi que l'a vu *Laënnec*, et leur faire croire à une amélioration dans l'état du malade (Op. cit. p. 197, t. 2). Ce changement de résonnance était connu d'Auenbrugger (Obs. XIe), et Corvisart a insisté sur ce fait lorsqu'il a dit dans un de ses commentaires : qu'après une abondante expectoration, l'endroit frappé rendait un son d'autant moins obscur que l'évacuation purulente avait été plus complète (p. 337).

Ceci nous conduit au cas d'une excavation communiquant librement avec quelque tuyau bronchique, et renfermant dans son intérieur, en même temps que des fluides élastiques, une certaine quantité de matière tuberculeuse ramollie. Le point correspondant à cette excavation donne quelquefois à la percussion un bruit clair qu'on a tour à tour appelé *humorique*, *hydropneumatique*, *hydroaérique*, etc.

Dans d'autres circonstances, rares à la vérité, c'est un tintement métallique particulier que la percussion détermine, ou même un son creux particulier, que Laënnec a comparé au bruit d'un pot fêlé que l'on percute légèrement (Op. cit. t. 1, p. 125). Le même auteur n'a observé ce phénomène que chez les sujets dont les parois thoraciques étaient très-grêles et très-élastiques; il indiquait pour lui l'existence d'excavations tuberculeuses ramollies près de la surface du poumon. Il m'est arrivé de produire ce bruit chez des phthisiques portant des cavernes profondes, mais toujours en communication avec les bronches; c'est au moins ce que la nécroscopie m'a démontré. Si cette communication vient à être interrompue par des mucosités, le bruit de pot fêlé cesse de se faire entendre, et quand il reparaît, on le rend plus sensible à volonté, en faisant ouvrir la bouche aux malades, et en ayant soin de communiquer au plessimètre une impulsion brusque et rapide.

Si, au lieu de renfermer du liquide et du gaz, une caverne, occupant un assez grand espace, n'est plus remplie que par de l'air, le son devient très-considérable dans le lieu occupé par la caverne, et sa clarté s'accroît encore lors d'une forte inspiration. M. Piorry a comparé cette résonnance à celle que produit l'intestin distendu par des gaz. Cette résonnance, qu'il a appelée tympanique, est d'autant plus étendue, que la caverne elle-même est plus vaste. Celle-ci est-elle superficielle, une percussion légère permet de la découvrir et de la limiter ; est-elle recouverte au contraire par une certaine épaisseur de tissu pulmonaire sain, on la limite encore au moyen d'une percussion un peu plus forte, mais alors la résonnance tympanique se trouve modifiée par la sonorité du poumon sain.

Comme ce n'est qu'exceptionnellement qu'on voit exister une seule excavation pulmonaire, tandis qu'il est très-fréquent au contraire d'en rencontrer un plus grand nombre, on peut faire à ce dernier cas l'application de tout ce que j'ai dit touchant une excavation ulcéreuse toute seule. Enfin, comme il n'est pas moins rare, en second lieu, de ne trouver des tubercules que dans un seul poumon, il est important de les étudier l'un et l'autre avec le même soin.

Quel que soit le résultat fourni par la percussion médiate, on ne négligera jamais de s'éclairer des données de l'auscultation, ne fût-ce que pour comparer entre eux les avantages diagnostiques fournis séparément par chacune de ces méthodes; d'ailleurs, il ne faut pas se le dissimuler, il est des cas où le stéthoscope indique mieux l'état pathologique de l'organe pulmonaire, tandis qu'il en est d'autres, et ce sont les moins nombreux, où l'auscultation ne dit rien ou fort peu de chose, tandis que la plessimétrie fait soupçonner l'existence des tubercules, en produisant des sons contre-nature sur des poitrines d'individus déjà condamnés, tant par les circonstances héréditaires que par l'historique des symptômes qu'ils ont éprouvés.

§ X. *Des maladies des parois thoraciques et de la plèvre dans lesquelles la percussion peut être utile.*

Mais il n'y a pas que les maladies des poumons

qui sont capables d'altérer la résonnance de la poitrine, les parois thoraciques elles-mêmes peuvent dans quelques cas amener de pareils résultats par les états pathologiques dont elles sont le siége. (Emphysème cellulaire, abcès, infiltration séreuse, sanguine, etc.)

D'autres fois la résonnance normale de la poitrine est altérée, soit par des abcès qui se sont formés dans le médiastin ou dans le tissu cellulaire qui unit la plèvre aux parois thoraciques; soit par des adhérences pleurétiques circonscrites, soit encore par des pseudo-membranes de la plèvre, des dégénérescences cartilagineuses ou osseuses, et des productions cancéreuses.

Jusque-là nous n'avons affaire qu'à des altérations de résonnance pectorale, c'est-à-dire que le son du poumon, pour se mêler à des sons qui ne lui appartiennent pas, n'est pas cependant tout à fait étranger à la résonnance produite.

Mais que les poumons viennent à se trouver tellement éloignés de la périphérie (épanchements pleurétiques, liquides ou gazeux) qu'il devienne désormais impossible de provoquer leurs vibrations sonores, ce sont de véritables *bruits anormaux* qui se produisent.

Donc, dans le premier cas, on peut dire avec

juste raison que la résonnance pulmonaire est altérée ; dans le second cas, au contraire, elle est nulle, ou, pour mieux dire, tout à fait étrangère au poumon.

§ XI. *Altération des sons de la poitrine dans quelques maladies des parois thoraciques.*

1° *Exagération de son.* J'ai eu maintes fois l'occasion d'observer sur le cadavre l'emphysème du tissu cellulaire des parois thoraciques, et dans tous les cas il m'a été facile de constater un son très-clair par une percussion légère pratiquée sur le plessimètre simplement appliqué sur les téguments (1). Cette sonorité était plus ou

(1) Ce caractère plessimétrique suffit pour distinguer l'infiltration gazeuse de l'infiltration séreuse ou purulente.

Un malade était atteint d'une affection cancéreuse du moignon de l'épaule, qui se tuméfia fortement dans les derniers jours de sa vie. Le médecin ordinaire du malade, M. L., avait diagnostiqué un cancer, tandis qu'un autre médecin appelé en consultation avait cru reconnaître un abcès dont il voulait faire l'ouverture, ce qui lui fut refusé. Le malade ayant succombé peu de temps après, la tuméfaction devint plus considérable, et s'étendit dans les régions acromienne et sous-claviculaire. La percussion donnait lieu sur tous ces points à la sonorité. Cependant un parent du défunt, présent à l'autopsie, croyait encore à l'existence d'une collection purulente; un coup de bistouri fut donné et l'air s'échappa en sifflant. Le bras ayant ensuite été désarticulé et disséqué, le diagnostic porté pendant la vie fut pleinement confirmé.

moins considérable suivant que le tissu cellulaire était lui-même infiltré d'une plus ou moins grande quantité d'air. Il suffisait de chasser ce fluide élastique de part et d'autre avec le plessimètre pour obtenir le son dit *pulmonal.*

2° *Affaiblissement de son.* La présence d'un foyer purulent, d'un abcès assez considérable dans le tissu cellulaire sous-cutané ou dans l'interstice des muscles qui couvrent la poitrine (1) (les plus fréquents s'observent dans le creux de l'aisselle pourvu d'une plus grande quantité de tissu cellulaire que partout ailleurs), obscurcit sur les mêmes points le résonnement du poumon, de la même manière que le fait d'ailleurs une glande mammaire tant soit peu volumineuse, sur la région thoracique qui porte son nom.

Je viens de dire qu'un abcès existant sur un des points de la poitrine altérait la résonnance

(1) J'ai observé dans le service de M. le professeur Bouillaud, un jeune homme d'une vingtaine d'années portant au-dessous de la région précordiale une tumeur sans changement de couleur à la peau. Le malade n'avait jamais eu d'abcès scrofuleux, il avait néanmoins les caractères d'un tempérament lymphatique, hydrohémique même, et je ne doute pas que cet abcès, fluctuant du reste à son centre, ne fût la conséquence d'une carie des côtes. Quoi qu'il en soit, on pouvait le percuter assez fortement sans que le sujet accusât de la douleur, et l'on percevait en arrière de lui l'élasticité et la résonnance pulmonaires.

thoracique ; il est donc nécessaire de rechercher si cet abcès communique ou non avec la cavité pleurale. Cette question intéresse le médecin sous le double rapport du diagnostic et du pronostic. Pour percuter, on emploiera les mêmes précautions que pour l'emphysème sous-cutané. On videra l'abcès s'il y a lieu, et puis on percutera de nouveau dans le but de s'assurer de l'état de la plèvre.

Si elle ne renferme rien, le poumon résonnera tout comme s'il n'avait jamais existé d'abcès sur la poitrine.

Des infiltrations variées de sérosité, de pus, de sang, etc., modifieront aussi la sonorité des parois thoraciques, et cette altération sera portée d'autant plus loin que la couche de ces liquides sera plus épaisse.

§ XII. *Altération des sons de la poitrine dans quelques maladies de la plèvre.*

J'ai décrit plus haut la disposition de la plèvre, et je ne puis que renvoyer le lecteur à ce que j'en ai dit.

Nous avons vu que la résonnance du thorax à l'état normal tenait tant à la vibration de l'air contenu dans les cellules du poumon qu'à l'élasticité du tissu pulmonaire lui-même, et nous pouvons ajouter ici que la plèvre, en raison du peu d'épaisseur qu'elle présente à l'état physiologique, n'apporte aucune modification à cette résonnance.

Nous venons d'étudier quelques-unes des causes qui modifient les nuances du son de la poitrine, et nous avons cité les maladies de la plèvre qui agissent dans le même sens.

Entrons dans les détails à ce sujet, nous passerons ensuite aux maladies qui interceptent le son du poumon.

Disons que si la paroi thoracique donne un son plus creux et tympanique dans le pneumothorax, c'est uniquement parce que la cavité pectorale renferme un fluide élastique plus léger que ne l'est le tissu pulmonaire ; par contre la poitrine cesse de résonner lorsque c'est un liquide bien plus dense que le poumon qui occupe sa place.

1° *Pseudo-membranes.* S'il arrive qu'à la suite d'une sécrétion particulière coagulable l'intérieur de la plèvre vienne à se tapisser de membranes accidentelles plus ou moins épaisses, ces produits anormaux sont susceptibles de diminuer plus ou moins la sonorité des parois thoraciques. Il ne peut pas se faire qu'il en soit autrement, alors surtout que l'épaisseur des pseudo-membranes est très-considérable, et c'est ici le cas de percuter non pas seulement la portion du thorax où le son contre nature existe, mais bien la poitrine tout entière, et en particulier les points semblables de cette cavité. Il arrivera dès lors infailliblement que le côté malade résonnera moins que le côté sain. La difficulté de cette exploration dans quelques cas est telle, qu'il est indispensable d'apporter tous ses soins à ce que la percussion soit pratiquée d'un côté comme de l'autre avec la même force et sous le même angle.

2° *Dégénérescence cartilagineuse ou osseuse.* Il est fait mention dans les auteurs de transformations cartilagineuses ou osseuses de la plèvre qui acquièrent souvent une assez grande épaisseur. J'ignore jusqu'à quel point la percussion pourrait éclairer le diagnostic de ces états pathologiques ; je n'ai jamais eu l'occasion d'observer des faits de cette nature.

3° *Productions cancéreuses.* M. le professeur Andral dit avoir vu des cas dans lesquels un son au moins aussi mat que celui qui est donné par un épanchement résultait de la présence dans la plèvre d'énormes masses cancéreuses qui s'étaient logées entre le poumon et les côtes. (Laënnec, *Op. cit.* p. 43.)

4° *Pneumothorax* (*aéropleurie*). Il n'entre pas dans mon sujet de rechercher les causes variées qui peuvent donner lieu au développement de fluides élastiques dans les cavités de la plèvre; le seul côté de la question qu'il me soit permis d'envisager est celui qui se rapporte à la percussion considérée comme moyen de diagnostic. Cette méthode mérite-t-elle sous ce point de vue une grande confiance? Voici ce que *Laënnec* en a dit: « Lorsque l'épanchement aériforme est très-considérable, le côté affecté rend un son plus clair que le côté sain; mais cette différence, lors même qu'elle est bien tranchée, loin de faire découvrir une maladie existante, conduit plutôt à une double erreur, en donnant à penser que le côté qui résonne le moins est engorgé d'une manière quelconque, et en faisant regarder comme sain le côté réellement malade. » (Laën. *Op. cit.* pag. 566 et suiv.)

Pour celui qui n'aura aucune habitude de la percussion, ou qui l'aura peu pratiquée, ces paroles de Laënnec ne contribueront pas peu à le faire douter des avantages qu'elle peut offrir dans l'*aéropleurie ;* mais pour celui au contraire qui en toute occasion se sera appliqué à distinguer entre eux les sons divers que donne la poitrine, soit à l'état normal, soit à l'état morbide, pour celui-là, je le répète, et je ne suis en ceci que l'écho du professeur *Andral*, la double erreur dont parle *Laënnec* ne sera pas facile, et la percussion seule sera d'un grand secours, sinon pour reconnaître, au moins pour soupçonner l'existence d'un épanchement de gaz dans l'une des plèvres. (*Oper. cit.* pag. 567.)

Quel est, dans la maladie qui nous occupe, le degré de sonorité des parois thoraciques? Il est absolument impossible de rien dire de précis à cet égard, même d'une manière générale, car la sonorité du *pneumothorax* varie du plus au moins, depuis la nuance de son la plus légère jusqu'à cette clarté que l'on a comparée à celle du tambour. Est-ce à dire pour cela qu'à part le degré plus ou moins élevé de cette résonnance, il doive constamment exister les mêmes rapports entre cette dernière et telle région de la poitrine? non certainement; pour qu'il en fût ainsi, il faudrait que les poumons se trouvassent toujours dans les mêmes conditions relativement aux parois du thorax, ce qui n'est pas; car, s'il est infiniment plus fréquent de rencontrer après la mort les poumons appliqués contre la colonne vertébrale et contre ses gouttières, on les a trouvés aussi, dans quelques cas, flottants ou même refoulés tantôt en avant, tantôt en haut.

Il suffit de réfléchir à ces diverses dispositions anatomiques pour en concevoir tout d'abord la portée, et pour se faire une assez bonne idée des résultats que dans des circonstances analogues on aurait droit d'attendre de la percussion. Celle-ci produirait en effet moins de son sur les points correspondants aux poumons que partout ailleurs sur le côté malade. Il m'est arrivé déjà deux fois de reconnaître la présence du poumon en arrière, entre l'angle des côtes et le rachis. Une autre fois, la poitrine résonnait également partout, et nous trouvâmes, après ouverture, un poumon tellement revenu sur lui-même, qu'au premier abord nous crûmes qu'on l'avait enlevé (1).

Quel que soit le côté de la poitrine où siége le *pneumothorax*, toujours est-il que la sonorité des parois thoraciques s'accroît en proportion de la quantité d'air épanché dans la plèvre.

Indépendamment de ce phénomène physique qui ne manque jamais, il en est un autre qui mérite d'être mentionné parce que son existence indique d'une manière certaine la présence d'un

(1) Ces trois cas de pneumothorax étaient symptomatiques, l'un d'une rupture de la plèvre de cause traumatique, et les deux autres de cavernes pulmonaires, qui s'étaient ouvertes aussi dans la cavité de la plèvre.

gaz dans la plèvre. M. Saussier a donné le premier la description de ce phénomène, qu'il a désigné sous le nom de *claquement costo-hépatique* (1), parce qu'il résulte du choc d'une des côtes contre la face supérieure du foie.

Pour que ce claquement puisse se produire, il faut que la languette du poumon qui correspond à la région mammaire droite se soit rétractée et que le gaz épanché ait pris sa place, de telle sorte que le diaphragme et les côtes ne soient plus contiguës ; une autre condition est encore nécessaire, c'est que le pneumothorax soit peu considérable.

Il va sans dire que s'il existait des adhérences empêchant le poumon de revenir sur lui-même, la production du phénomène ne saurait avoir lieu.

Du reste, rien n'est aisé comme de le produire sur le cadavre : « il suffit de pratiquer une « ou deux ouvertures à la poitrine, l'air s'intro- « duit, le poumon s'affaise, et le claquement « peut être obtenu au niveau de la sixième, « septième, huitième ou neuvième côte. » J'ai répété souvent ces expériences, conseillées par M. Saussier, et j'ai pu produire le *claque-*

(1) Voyez le nº 204 du journal l'Expérience.

ment costo-hépatique toutes les fois qu'une trop grande quantité d'air n'a point pénétré dans la poitrine, toutes les fois enfin que le contact des côtes avec le foie a pu avoir lieu ; et ce ne sont pas seulement les côtes qui peuvent produire le phénomène, je l'ai obtenu en percutant au niveau des espaces intercostaux.

On peut percuter indifféremment sur le doigt ou sur le plessimètre. Le premier m'a paru préférable en ce qu'il s'applique mieux dans l'intervalle des côtes, en ce qu'il favorise davantage, en raison de sa mobilité, la rencontre et conséquemment le choc des parois du thorax contre la face supérieure du foie.

La percussion doit être brusque et rapide pour produire le claquement.

Aux signes en quelque sorte pathognomoniques du pneumothorax qui viennent d'être décrits, on peut joindre des signes indirects ; ils sont encore fournis par la percussion qui démontre un changement de place des organes voisins (1).

(1) Au mois de juin 1841, j'ai recueilli dans le service de M. Lenoir à la Pitié, l'observation d'une hydro ou hémoaéropleurie de cause traumatique. Le côté droit de la poitrine, qui était le siége de ce double épanchement, présentait une voussure très-prononcée, et une capacité supérieure à celle de l'autre moitié de la poitrine. En arrière et contre la co-

Ainsi l'épanchement de gaz existe-t-il à droite? Le médiastin et le cœur sont portés plus à gauche, le foie se trouve refoulé vers l'abdomen.

Le pneumothorax existe-t-il à gauche au contraire? le cœur et le médiastin sont déjetés à droite, et l'estomac est abaissé. La sensation d'élasticité propre au pneumothorax est supérieure à celle qu'on éprouve en frappant les poumons.

Quant au procédé opératoire, il est absolu-

lonne vertébrale, l'auscultation faisait découvrir le deuxième degré de la respiration bronchique, et la percussion y indiquait la présence du poumon. Cette respiration anormale, cette sonorité pulmonaire manquaient à la partie la plus déclive dans une hauteur de 7 à 8 centimètres, où l'on trouvait une légère matité qui se déplaçait par les changements de position du malade. L'oreille percevait en avant un tintement métallique, ayant son summum d'intensité à 2 ou 3 centimètres au-dessous du mamelon; il y avait en arrière de l'égophonie. La succussion hippocratique était accompagnée d'un bruit de flot très-évident.

Partout où ne se trouvaient ni le poumon ni l'épanchement de sang ou de sérosité, bourdonnement amphorique, sonorité exagérée.

Le foie considérablement abaissé touchait à l'ombilic; il dépassait à gauche la ligne médiane de 6 centimètres, tandis que son bord supérieur était à 5 centimètres du mamelon en bas.

Le cœur était à 8 centimètres de la clavicule; il dépassait à gauche la ligne médiane de 2 centimètres.

Dans l'espace de quinze jours le poumon reprit sa place, le foie s'éleva jusqu'au mamelon, et le cœur vint correspondre au milieu du sternum.

ment le même que celui que j'ai déjà décrit pour la poitrine, avec cette différence seulement que moins de précautions deviennent nécessaires.

5° *Pleurésie* (*hydropleurite*). *Laënnec* nie la possibilité de pouvoir distinguer par la percussion toute seule, la *pleurésie* d'une *péripneumonie*. Il dit bien qu'il a vu quelques médecins essayer d'obtenir un signe distinctif entre ces deux états morbides, en plaçant le malade dans différentes positions ; mais il prétend avoir répété ces expériences sans obtenir aucun résultat satisfaisant.

Faut-il, à l'exemple de *M. Piorry*, attribuer ce résultat négatif annoncé par *Laënnec* aux différences à peine sensibles que donne la percussion simple dans certains cas d'épanchements pleurétiques ? Je ne pense pas qu'il soit nécessaire d'invoquer cet argument, lorsque *Auenbrugger* et *Corvisart*, qui ne percutaient pas d'une manière différente, avaient indiqué déjà depuis longtemps, le diagnostic différentiel contesté par l'immortel auteur de l'auscultation médiate.

En effet, entre autres propositions relatives à l'épanchement pleurétique, *Auenbrugger* avait écrit : que le son évoqué de la poitrine varie en raison de la position que le malade aura pu prendre, de manière que le son suit la position du liquide qui se met au niveau.

« Variatur tunc sonitus evocatus, pro vario situ ægri quem assumere capax fuerit, ità ut observet rationem liquidi sese ad libellam componentis. » (De hydrope pectoris, obs. XII, § XLV, 150.)

Auenbrugger n'ignorait donc pas cette loi du niveau, le passage qui précède en fait foi; seulement il n'avait pas indiqué le procédé opératoire à suivre pour s'assurer de l'existence de l'épanchement dans la cavité de la plèvre, et ce fut Corvisart qui traça le premier des règles positives à ce sujet. (V. Auenb. schol. du § XVII.)

C'était donc un fait acquis à la science de longue date et déjà constaté expérimentalement, lorsque *Laënnec* le récusa comme ne pouvant servir à distinguer une pleurésie d'une péripneumonie.

Le déplacement d'un liquide libre une fois admis dans la cavité de la plèvre, on conçoit de quelle importance doit être la percussion dans les cas où les autres moyens d'investigation ne sont pas suffisants; on conçoit encore la certitude du diagnostic lorsqu'on aura obtenu, à l'aide du plessimètre, les signes physiques dont il va bientôt être parlé.

Avant que d'en venir à la recherche de ces signes, il importe de bien se rappeler la disposition anatomique des poumons en arrière et sur les côtés, et de bien connaître les règles qui peuvent conduire sûrement à la connaissance de ces parties, car elles donnent des notions certaines ; il sera même nécessaire de percuter toujours comparativement les deux côtés de la poitrine, parce que, à moins d'un double épanchement, le son clair du poumon doit s'étendre plus bas sur le côté sain que sur celui de l'épanchement.

Soit donc l'un des côtés de la poitrine affecté d'un épanchement pleurétique peu considérable, ce même côté donnera lieu, par une percussion légère, à un certain degré d'obscurité de son avec une résistance aux doigts très-peu marquée.

Prenant en considération ce que nous avons dit concernant la disposition de la plèvre, on ira rechercher l'épanchement qui commence, non pas directement sur les côtés de la colonne vertébrale en arrière, mais bien à la distance de cette colonne, où nous avons dit qu'existait la déclivité la plus grande de la cavité pleurale. On fera placer le malade sur son séant dans la position verticale, ou, si mieux on aime, on lui fera incliner légèrement le tronc à droite, si l'épanchement existe à gauche, et *vice versâ*. Dans le premier cas, c'est-à-dire le malade étant assis ou debout, les premières traces de l'épanchement existeront tout à fait sur le côté, et c'est là qu'il le faudra chercher; dans le second cas au contraire, qui est celui où le malade sera penché du côté droit, par exemple, la partie la plus déclive se rapprochera plus ou moins du rachis, et c'est cette partie la plus déclive que gagnera presque en entier le liquide, en quelque faible quantité qu'il existe, pourvu que la percussion puisse le découvrir; constamment aussi on le verra suivre la direction d'une ligne horizontale, de telle sorte qu'au dessous de cette ligne existera toujours une obscurité de son d'autant plus évidente que le liquide sera plus abondant.

Tant que la cavité pleurale ne sera remplie qu'à moitié ou un peu plus, le liquide sera susceptible de se déplacer en suivant les lois de la pesanteur, et, pourvu que l'on ait soin de faire changer la position du malade, l'on trouvera de la sonorité là où quelques instants plus tôt il n'en existait pas ou à peine.

Cependant, lorsque la cavité qu'on examine est presque complétement remplie, la difficulté de saisir les différences de son, selon les différentes positions du malade, augmente prodigieusement, à tel point que les régions sus-claviculaires et sus-scapulaires seules peuvent donner du son, à moins toutefois que la quantité du liquide soit si considérable, que le poumon se trouve complétement refoulé contre la colonne vertébrale et le médiastin. Dans des cas de cette nature, on ne trouve plus de résonnance nulle part dans le côté affecté, ce qui a fait dire à *Auenbrugger* « que lorsque le côté malade est « tout à fait plein d'eau, il ne fait entendre au« cun son quand on le frappe. » « Affectum latus (si ex integro aquâ plenum fuerit) percussum, nullâ ex parte resonat. » (Obs. XII, hydropis pectoris signa ex uno thoracis latere.)

Indépendamment de la matité absolue dont je viens de parler, on éprouve, en percutant les points correspondants à ces grands épanchements, une sensation de résistance aux doigts des plus marquées.

Serait-il possible de confondre une pleurésie considérable avec une pneumonie générale? Cette dernière maladie est d'abord excessivement rare, et en second lieu l'erreur ne sera pas commise tant qu'on ne négligera pas les autres signes d'un grand épanchement. Nous avons vu que si la plèvre renfermait une assez faible proportion de liquide, le doigt qui percute le ressentait à peine ; la raison de ce phénomène est facile à concevoir, pour peu qu'on se rappelle le peu d'espace qu'occupent ordinairement les poumons en arrière et sur les côtés, à cause des dimensions étroites des parties inférieures de la cavité de la plèvre ; aussi ne doit-on pas mesurer la quantité de l'épanchement sur la hauteur à laquelle il s'élève dès les premiers temps de sa formation, car il augmente d'autant plus d'étendue qu'il s'élève davantage, et bientôt il arrive un moment où le liquide agrandit la cavité pleurale qui le renferme, en refoulant en bas le muscle diaphragme. Un peu plus tard, le côté malade s'agrandit encore d'une manière plus considérable par le même mécanisme qui se produit lors d'une inspiration plus ou moins étendue ; aussi dès ce moment tous les organes voisins s'éloignent du point central de la cavité malade du thorax, l'estomac et le foie s'abaissent et le cœur se devie d'un côté ou de l'autre, ce qui met dans la nécessité, si l'on veut au moins se faire une idée aussi exacte que possible de la quantité du liquide épanché, de tenir compte de la position respective du cœur et du bord inférieur du foie, en même temps que de la hauteur de l'épanchement et de la capacité de la poitrine.

Sera-t-il aussi facile de limiter la hauteur de l'épanchement en avant qu'en arrière? Oui, certainement; il suffit pour cela de suivre des règles excessivement simples. La pleurésie existe-t-elle à droite, faites asseoir le malade et percutez ensuite sa poitrine avec modération, comme si vous vouliez trouver la lame du poumon qui recouvre une grande partie de la face supérieure du foie; indiquez avec le nitrate d'argent la ligne qui sépare le son clair du son obscur; et si vous retrouvez ce dernier à la même hauteur en arrière et sur le côté, soyez persuadé de l'exactitude de votre résultat plessimétrique.

Si c'est à gauche que l'épanchement s'est formé, suivez le précepte que je viens d'indiquer, et souvenez-vous que, s'il est on ne peut plus aisé de trouver au-dessous de l'aisselle, et contre le rachis, la ligne de démarcation que vous voulez connaître, la présence du cœur complique singulièrement en avant votre étude. Si vous voulez triompher souvent de la difficulté, efforcez-vous de limiter le cœur, et de la comparaison que vous pourrez faire de cette limitation avec celle de l'épanchement, vous déduirez parfois des données importantes, non pas que cette précision mathématique soit indispensable pour guider votre thérapeutique, mais parce que vous prendrez l'habitude de vaincre les plus grandes difficultés, et que vous acquerrez ainsi plus de facilité dans les cas les plus simples.

Toutefois ne vous bornez pas à constater la hauteur de l'obscurité du son ou de la matité que la percussion vous dénote, car cela ne suffit pas, comme nous l'avons vu, pour apprécier la nature de l'obstacle auquel on a affaire; il faut encore profiter des avantages que nous donne le déplacement du liquide, et faire prendre successivement au malade des positions diverses. Ainsi, la hauteur de la matité une fois constatée, le malade ayant été placé sur son séant, on le fait coucher sur le ventre, puis on laisse écouler quelques instants, et l'on percute en arrière les points de la poitrine primitivement remarquables par le défaut de son auquel ils donnaient lieu; le retour de la sonorité ne peut laisser de doute sur la disparition du liquide; on se conduit de la même manière pour ce qui regarde les régions antérieures de la poitrine, en faisant cette fois coucher le malade sur le dos.

Enfin, le défaut de son existant sur l'un ou l'autre côté de la poitrine fera place à la résonnance normale, si l'on fait coucher le malade sur le côté opposé à celui de l'épanchement. Cette dernière épreuve n'est pas toujours aussi concluante du côté gauche, à cause de la présence du cœur; toutefois quand on l'a réitérée avec soin en arrière et sur le côté, on parvient assez aisément à dissiper les doutes que pouvait faire concevoir la percussion pratiquée en avant. Dans ce cas, en effet, lorsque le malade est couché sur le ventre, il importe de redoubler d'attention pour ne pas s'en laisser imposer par un léger déplacement du cœur qui se rapproche des parois thoraciques.

Dans tous les cas, la hauteur de l'épanchement sera indiquée avec le nitrate d'argent, dont les marques serviront à reconnaître si la quantité de liquide augmente ou diminue; et comme il se rencontre des malades auxquels il est impossible de faire changer de place dans leur lit, M. *Piorry* a recommandé de les placer dans une position telle, que, sans les déranger, on pût les percuter dans le cours de leur maladie.

6° *Diagnostic différentiel de la pleurésie vraie* (*hydropleurite*) : 1° *avec une névralgie intercostale;* 2° *avec une douleur des muscles intercostaux* (*myosalgie intercostale*), *connue sous les noms de pleurodynie, pleurésie fausse ou rhumatisante.* Il ne sera pas possible de confondre une pleurésie vraie avec une pleurodynie ou une névralgie intercostale. La percussion indiquera dans les deux derniers cas la persistance du résonnement des parois thoraciques, et conséquemment l'absence de tout épanchement dans la cavité de la plèvre.

7° *Pleurésies chroniques.* Puisque les individus qui sont atteints de cette affection consultent en général trop tard le médecin pour que l'égophonie puisse s'entendre, vu l'abondance de l'épanchement; puisque d'ailleurs les symptômes de cette maladie ne sont pas ordinairement très-caractéristiques, on aura recours à la percussion médiate, qui donnera les signes physiques de la pleurésie aiguë.

8° *Catarrhe muqueux aigu. La percussion ne permet pas de le confondre avec la pneumonie ou l'épanchement pleurétique.* Il se rencontre, suivant le professeur Andral, des individus qui présentent en arrière de la poitrine, et surtout dans les lobes inférieurs, des bulles de râle muqueux fixes, petites et même capables de devenir semblables au râle crépitant, ce qui a fait croire dans quelques cas à l'existence d'une pneumonie. Dans des circonstances analogues, la pratique de la percussion sera surtout utile en faisant éviter des erreurs de diagnostic. On ne négligera pas non plus de percuter, dans cette maladie, les parties du poumon qui ne respirent point, car on pourrait croire à l'imperméabilité du poumon ou à un épanchement dans les plèvres, tandis qu'une résonnance parfaite de ces mêmes parties suffira pour faire écarter l'idée d'une pneumonie, d'un épanchement pleurétique, etc. (Aus. méd. tome I, page 171.)

9° *Pleurésies latentes.* « Je ne crois pas aller trop loin, a dit Laënnec (Op. cit. t. II, p. 209), en affirmant que, pour tout médecin qui saura employer la percussion et le stéthoscope, les pleurésies latentes se réduiront à un très-petit nombre de cas. »

On laissera donc passer moins souvent ces pleurésies sans les apercevoir, et l'on préviendra par là, dans maintes circonstances, les suites fâcheuses d'une pleurésie méconnue. Cette maladie peut bien se développer et faire des progrès à la faveur de la bénignité des symptômes qui marchent avec elle; mais pour peu qu'elle éveille les soupçons du praticien, elle n'échappera pas à son investigation, car la percussion viendra lui révéler son existence en l'absence même de toute douleur.

10° *Hydropisie des plèvres* (*hydropleurie*). Aux signes indiqués par les auteurs pour s'élever au diagnostic d'un hydrothorax essentiel ou symptomatique, on pourra réunir l'emploi de la percussion, qui indiquera la présence d'un épanchement dans les plèvres.

11° *Pleurésie hémorrhagique* (*hydrhémopleurie ou pleurite*). *Exhalation sanguine dans la plèvre* (*hémopleurie*). *Hémopleurorrhagie traumatique* (1). Tout épanchement de sang survenu dans les plèvres avec ou sans inflammation, présente à la percussion les mêmes caractères que les épanchements pleurétiques liquides.

Quels seraient les résultats de la percussion si le sang venait à se prendre en caillots dans la cavité pleurale? Je laisse à d'autres le soin de répondre à cette question; quant à moi, je ne pourrais le faire qu'*à priori*, et je craindrais de m'éloigner de la vérité. Si j'avais cru trouver dans les expériences cadavériques une réponse satisfaisante, je me serais livré à ces expériences; mais les conditions dans lesquelles je me serais placé auraient-elles été les mêmes que celles qui peuvent se rencontrer pendant la vie?

12° *Application de la percussion aux plaies pénétrantes de la poitrine*. Ce qui précède nous conduit à dire un mot des plaies pénétrantes de la poitrine.

(1) Je désigne sous ce nom les collections sanguines pleurétiques qui sont la conséquence d'une contusion ou d'une chute faite sur la poitrine.

« Quel avantage inappréciable a dit Corvisart (1), de pouvoir, après une plaie pénétrante, s'assurer, par la percussion, s'il y a ou s'il n'y a pas de liquide amassé, et quelle lumière ne donne-t-elle pas au chirurgien pour porter un pronostic prudent sur l'issue d'une blessure ! »

Les sons de la poitrine ne seront nullement altérés s'il n'y a pas d'épanchement ; il en sera tout autrement dans le cas contraire.

13° *La percussion peut aider à reconnaître si le sang qui s'épanche au dehors, à la suite d'une blessure, vient de l'intérieur de la poitrine ou de la division d'une artère intercostale.* On a reconnu de tout temps la gravité des épanchements de sang dans la cavité de la poitrine ; on peut atténuer cette gravité si l'on est assez heureux pour en porter à temps le diagnostic, ce qui n'est pas toujours facile. L'impuissance trop fréquente de tous nos moyens d'investigation pour atteindre ce but rendra la percussion d'autant plus précieuse, qu'elle était instamment recommandée par Boyer avant la découverte de M. Piorry. Cette méthode acquerra plus de prix encore, quand il s'agira de déterminer si l'écou-

(1) *Oper. cit.*, p. 225.

lement de sang, qui se fait au travers des lèvres de la plaie, vient de l'intérieur de la poitrine ou bien de la blessure de quelque artère intercostale. On employait autrefois des moyens plus ou moins ingénieux dans le but d'établir ce diagnostic ; aujourd'hui cette question ne ferait même pas l'ombre d'une difficulté. Qu'ai-je besoin de revenir sur ce que j'ai dit à l'occasion de la pleurésie pour faire voir combien serait aisé le diagnostic différentiel de ces deux états pathologiques ?

14° *Solution de continuité du cœur et des gros vaisseaux.* Si l'artère pulmonaire, l'artère aorte, ou le cœur, venaient à éprouver une solution de continuité, n'importe par quelle cause (blessure, déchirure à la suite d'un ramollissement, rupture d'un anévrysme), la percussion apprendrait encore à reconnaître la quantité de sang épanché dans la plèvre.

Si le cœur ou les gros vaisseaux n'étaient pas intéressés au contraire, la poitrine résonnerait comme à l'état normal.

15° *Rupture de l'œsophage* (1). On serait

(1) Le diagnostic d'une aussi grave lésion me paraît mériter d'autant plus d'intérêt, qu'on trouve dans les auteurs des exemples de guérison de divisions incomplètes de l'œsophage. Ainsi, Schenckius rapporte (*Observ. méd.*, liv. 3,

porté à admettre la rupture de l'œsophage si la matité s'élevait d'autant plus dans la cavité pleurale que le malade introduirait une plus grande quantité de liquides dans les premières voies (1).

obs. 6, p. 316) qu'un chirurgien donna ses soins à un prisonnier qui avait tellement agrandi avec ses doigts une blessure qu'il s'était faite au cou, au niveau de la trachée artère, que les substances alimentaires et les médicaments introduits par cette ouverture pouvaient arriver jusqu'à la bouche. La guérison fut rapide.

Bonnius (*De renunciatione vulnerum*, p. 208) cite l'exemple d'un jeune homme qui fut blessé grièvement à la gorge par des voleurs. Ce jeune homme buvait-il la tête élevée, le liquide s'échappait par la blessure. Lors au contraire qu'il buvait étant couché sur le dos, le liquide descendait dans l'estomac, ce qui prouve que l'œsophage n'était pas complétement divisé. Ce jeune homme guérit.

Cette observation démontre l'importance qu'il y aurait à reconnaître le siége d'une rupture spontanée de l'œsophage. La percussion pourrait le faire découvrir, si on la pratiquait successivement à la poitrine et à l'estomac, avant comme après l'introduction des boissons dans la bouche.

(1) Entre autres observations qu'il a consignées dans son *Traité de l'expérience*, *Zimmermann* rapporte la suivante, qu'il emprunte à *Boerhaave*, « pour prouver combien la connaissance des phénomènes et des signes des maladies était insuffisante dans certains cas; pour prononcer avec certitude sur leur nature et leur principe, sur leur siége et sur leur traitement. »

Il s'agissait du baron de Wassenaer, amiral de Hollande. Un jour qu'il était assis et qu'il s'excitait à vomir, pour débarrasser son estomac d'une trop grande quantité d'aliments qu'il avait pris, il poussa tout à coup des cris horribles, qui firent accourir tous ses domestiques effrayés. L'amiral leur dit, « qu'il s'était crevé à l'instant, ou déchiré, ou dérangé « quelque chose au haut de son estomac, et qu'il en ressentait

L'examen plessimétrique de l'estomac ne conduirait pas peu à éclairer le diagnostic. Ce n'est pas ici le lieu de développer cette proposition, qui sera mise dans tout son jour quand nous étudierons ce viscère avec tout le soin qu'il mérite.

16° *Epanchements pleurétiques compliqués d'adhérences.* J'ai démontré que le diagnostic

« de si vives douleurs qu'il touchait certainement à sa der« nière heure. »

Plusieurs médecins furent aussitôt appelés, mais ils n'osèrent rien décider avant l'arrivée de *Boerhaave*. Celui-ci ne se prononça pas davantage; il avoue qu'il lui fut impossible d'imaginer à quelle espèce on pouvait rapporter une maladie si singulière. On fut donc réduit à faire la médecine des symptômes; on ordonna des cataplasmes et des boissons émollientes et calmantes.

Les douleurs de l'amiral continuèrent, puis s'amendèrent un peu, mais inutilement, car il mourut le lendemain soir, vers les cinq heures.

L'ouverture du cadavre fut faite; malgré les boissons abondantes que le baron avait prises, et dont il n'avait presque rien rendu, l'estomac, les intestins et la vessie furent trouvés vides. Boerhaave à cet aspect demeura confondu. A l'ouverture du thorax, on trouva les plèvres pleines de l'huile et des boissons prises par l'amiral; l'œsophage était déchiré.

Si Boerhaave avait connu la percussion, il aurait évidemment reconnu l'épanchement du liquide dans la poitrine; il aurait noté son augmentation de volume à chaque fois que son malade en buvait une quantité nouvelle; et comme il savait bien que le thorax ne pouvait se remplir ainsi complétement et d'une manière si rapide, qu'à la suite des plaies pénétrantes de la poitrine, il aurait reconnu la nature du mal, il aurait ordonné la diète absolue des liquides.

des épanchements pleurétiques libres était des plus faciles à porter, et que le signe physique de la percussion était à lui seul, dans la plupart des cas, un signe suffisant ; mais j'ai hâte d'ajouter qu'il existe rarement des épanchements dans la plèvre sans quelques adhérences ; que celles-ci ne permettent pas toujours au liquide de se déplacer avec facilité et qu'il arrive même que ce déplacement ne semble pas se faire ; c'est qu'à l'obstacle apporté par les adhérences il se joint quelquefois la difficulté du déplacement général ou partiel du liquide, ce qui fait que la ligne de niveau, constante dans les hydropleuries sans adhérences, manque dans celles auxquelles je fais allusion dans ce moment ; aussi n'obtiendra-t-on alors qu'une légère diminution dans la matité de la poitrine, qui tout à l'heure était complète, le malade étant alternativement couché sur le ventre, sur le dos, etc. ; mais quelque légère que soit cette diminution, elle sera pour le diagnostic d'un précieux secours. D'ailleurs, on ne négligera jamais de recourir à l'auscultation, qui fournira des signes d'une égale importance.

17° *Epanchements pleurétiques circonscrits par des adhérences (pleurésies circonscrites ou partielles de Laënnec).* Si la percussion toute seule suffit, comme nous venons de le voir, dans certains cas d'épanchements pleurétiques libres ou compliqués d'adhérences, pour mettre sur la voie du diagnostic ou même pour le rendre certain, il n'en est pas de même des épanchements circonscrits par des adhérences, et par cela même réduits à l'impossibilité de se prêter à des déplacements; aussi, tout en constatant l'absence du son clair, le praticien reste-t-il dans l'indécision jusqu'à ce qu'il se soit éclairé des autres moyens d'investigation. Après avoir interrogé ces derniers avec le plus grand soin, on devra procéder au diagnostic par voie d'exclusion, et si l'on peut parvenir à écarter toute idée de pneumopathies, on limitera l'étendue du son contre nature et l'on évitera, ce faisant, d'imprimer au plessimètre une impulsion trop forte, pour ne pas s'exposer à provoquer les vibrations sonores des portions du poumon immédiatement situées en arrière de la collection de liquide. Mais on ne se contentera pas d'examiner le côté malade du thorax, on soumettra au même examen le côté opposé.

Pour plus de certitude, différentes positions seront prises par le malade, et dans chacune d'elles la poitrine sera maintes fois explorée, dans le but de constater l'immobilité du son contre nature.

Si malgré cette exploration minutieuse on conserve encore quelques doutes sur l'état organique existant, on s'éclairera des souvenirs du malade, et l'on attendra pour porter un diagnostic certain que la médication qu'on aura cru devoir mettre en usage ait eu le temps d'agir. On comprend combien les idées qu'on se sera formées sur l'état morbide influeront sur le traitement; on conçoit aussi combien les résultats de ce traitement devront anéantir ou confirmer les premières prévisions diagnostiques. Si l'on est assez heureux pour faire diminuer l'épanchement de manière à ce qu'il puisse se mouvoir, la certitude prendra désormais la place des doutes qu'on avait conservés jusqu'alors (1).

18° *Hydro*, *Hémo* ou *Aéropleurie avec com-*

(1) Je n'ai très-bien vu qu'un seul cas de pleurésie circonscrite, qu'on découvrit par hasard sous l'aisselle gauche d'un malade, qui n'accusait du reste aucune douleur dans la poitrine.

Il n'y avait pas longtemps encore qu'il avait été traité dans l'un des hôpitaux de Paris pour une *pleurésie*.

La respiration s'entendait moins bien à gauche que du côté opposé, et la percussion donnait une obscurité de son très-évidente, dans une assez grande étendue.

Un vésicatoire fut appliqué. Deux, trois jours après, le son clair du poumon était en partie revenu supérieurement, les points déclives cessaient d'être obscurs par les changements de place du sujet; un peu plus tard la poitrine entière était sonore.

plication d'adhérences circonscrites de la plèvre. Il est assez fréquent de rencontrer après la mort les complications qui viennent d'être indiquées, et M. Piorry rapporte dans son *Traité de la percussion médiate* deux faits de cette nature. Dans l'un comme dans l'autre, il y avait, dans une étendue limitée des adhérences étroites de la plèvre pulmonaire avec la plèvre costale: mais tout autour de ces adhérences existaient: du liquide dans le premier cas, des gaz dans le second. Aussi les changements de position du sujet faisaient-ils changer dans l'hydropleurie la ligne de niveau, tandis que dans le pneumothorax la sonorité des parois thoraciques était exagérée. D'un autre côté, tous les points circonscrits par les adhérences conservaient toujours le même son, quelque attitude qu'on fît prendre aux sujets.

Ces faits n'ont pas besoin de commentaires, et les conclusions qu'on en peut déduire sont si simples, que je crois devoir passer outre.

19° *Hydro* ou *Hémopneumothorax* (*hydro* ou *hémoaéropleurie*). Après avoir décrit d'une manière successive, avec tous les développements convenables, les résultats fournis par la percussion dans les épanchements de gaz ou de liquides dans les cavités de la plèvre, c'est à peine s'il me reste plus à faire pour ne rien omettre qu'à nommer l'*hydraéropleurie* ou l'*hémaéropleurie*. Les signes plessimétriques, précédemment indiqués pour l'*hydrothorax* et le *pneumothorax* étudiés séparément, doivent naturellement se trouver ici réunis; les principaux sont les suivants :

1° Son clair du pneumothorax au-dessus de la ligne de niveau;

2° Au-dessous de cette ligne, obscurité de son portée d'autant plus loin que l'épanchement est plus considérable ;

3° Enfin modification dans telle ou telle région de la poitrine des résultats ci-dessus indiqués, en rapport avec les déplacements des gaz et des liquides.

20° *Opération de l'empyème.* Il ne m'appartient pas ici de rechercher et surtout d'indiquer les cas où l'on doit recourir à la paracenthèse pour donner issue à une collection séreuse, sanguine ou purulente, déposée dans l'une ou dans l'autre des cavités pleurales; je dois m'attacher seulement à faire ressortir la part qui revient à la percussion, quand il s'agit de décider si l'opération de l'empyème est ou non opportune.

Avant la découverte de *Laënnec*, avant les

travaux d'*Auenbrugger* et ceux de *Corvisart*, l'opération de l'empyème était rarement pratiquée, parce que les anciens médecins manquaient souvent de signes suffisants pour diagnostiquer l'épanchement des liquides dans la poitrine (1); aussi s'exposait-on parfois à ouvrir la poitrine, alors qu'elle ne renfermait pas une seule goutte de liquide (2).

(1) On lit dans le recueil d'observations de Ledran, l'histoire d'un malade qui, trois jours après l'ouverture d'un abcès profond, existant sous l'angle de l'os maxillaire du côté droit, vit tout à coup la suppuration se supprimer, et fut saisi d'un frisson en même temps que d'une douleur vive du côté gauche de la poitrine, avec oppression considérable. Le sixième jour de l'opération le malade n'accusait plus qu'une sensation de flot dans la poitrine, lorsqu'il se remuait. Incertain sur ce qu'il en était de son malade, Ledran prit conseil de plusieurs de ses confrères, qui déclarèrent presque unanimement qu'il fallait attendre quelque chose de certain pour opérer. Le malade mourut le huitième jour, et l'on trouva dans sa poitrine environ cinq pintes de pus. (Citat. de Boyer, tome 7, p. 370.)

(2) Dionis nous apprend qu'un chirurgien d'ailleurs habile fit l'empyème à M. le duc de Mortemart, et qu'il ne trouva rien dans la poitrine.

« Une affaire presque semblable, ajoute-t-il, arriva à Versailles en 1703, à un des chirurgiens du roi, lequel était venu de Rouen se donner pour le plus expert chirurgien de l'univers. M. Helvétius vint voir le nommé Berteville, tapissier du roi, malade depuis longtemps, et se plaignant d'une douleur à l'hypochondre droit.

« Ayant touché l'endroit, il crut qu'il y avait de la matière, et il conseilla à ce chirurgien de l'ouvrir, ce qu'il fit à l'instant. Il ne s'y trouva rien à évacuer, et le malade mourut deux heures après l'opération. L'avantage qu'en tira ce pauvre

Des erreurs aussi grossières de diagnostic seront désormais à peu près impossibles, grâce à la combinaison de l'auscultation et la percussion, et pour ne parler que de cette dernière, la seule dont je dois m'occuper, on peut dire qu'elle ne permettrait pas une seule fois de rester dans le doute que partagèrent avec Ledran la plupart des chirurgiens dont il réclama les conseils.

A plus forte raison n'admettra-t-on pas l'existence d'un empyème tant que les diverses régions de la poitrine résonneront comme il a été dit (page 84 et suiv.).

On a déjà vu (page 152) comment on peut reconnaître la coexistence d'un épanchement pleurétique avec des adhérences établies entre la plèvre pulmonaire et la plèvre costale; je n'ai donc qu'à rappeler ici cette complication, parce que la possibilité de son existence impose au chirurgien la nécessité de s'assurer plessimétriquement de la disposition des parties contenues dans la cavité de la poitrine. On conçoit en effet combien il serait inutile et dangereux à la fois de pratiquer l'empyème sur le tissu pulmonaire lui-même. Il va sans dire qui si l'épanchement

malade fut d'être en peu de temps délivré pour toujours de la douleur qu'il souffrait, et de celle dont il pouvait être menacé dans la suite.» (Dionis, 4e édition, p. 435, 436.)

venait à se faire jour au dehors, soit en traversant les muscles intercostaux, soit en se vidant dans les bronches, la plessimétrie donnerait des notions précises sur sa diminution.

§ XIII. Coeur.

Disposition anatomique. Situé dans la cavité gauche de la poitrine entre les deux poumons et au-dessus du diaphragme, le cœur se trouve protégé en arrière par la colonne vertébrale, en avant par les dernières pièces du sternum, il répond aussi aux cartilages des dernières vraies côtes gauches.

Le bord gauche du cœur est reçu dans une assez grande excavation du poumon correspondant; le bord droit ou inférieur repose sur la cloison musculaire du diaphragme ; la base, légèrement oblique de haut en bas et de gauche à droite, est séparée de la huitième vertèbre dorsale par l'aorte et par l'œsophage ; il est impossible de déterminer *a priori* à quelle portion de la cage osseuse correspond cette base. Tantôt elle répond au bord droit du sternum, tantôt, et c'est même là ce qu'on observe le plus communément , elle répond à l'articulation synchondrosternale de la troisième côte; d'autres fois on la voit occuper un point intermédiaire aux articulations du sternum avec les cartilages des côtes : la pointe vient frapper entre la cinquième et la sixième côte, suivant les uns, entre la sixième et la septième, suivant les autres ; c'est assez dire combien la position du cœur est variable, et combien, à plus forte raison, il importe d'en déterminer exactement la position sur chaque sujet.

L'axe du cœur est obliquement dirigé de haut en bas, de droite à gauche, et d'arrière en avant.

Quel est le volume du cœur à l'état normal?

Corvisart, *Laënnec*, *M. Cruveilhier*, etc., ne pensent pas qu'il soit possible de déterminer d'une manière *géométrique* les proportions du cœur chez un homme sain. Le premier de ces auteurs va même plus loin ; il désespère qu'on puisse jamais avoir *un étalon rigoureusement exact* auquel on puisse rapporter le volume d'un cœur dilaté (1). *M. Bouillaud* professe de son côté « que si la solution de ce problème est difficile, il n'en faut pas conclure qu'elle soit entièrement impossible, et que l'on

(1) *Mal. du cœur*, p. 55, 1818.

ne puisse, dans des conditions données, parvenir à trouver la moyenne du volume du cœur (1). »

Pour être conséquent avec lui-même, *Corvisart* s'est gardé de dire quel est le point où commence l'augmentation de volume du cœur : « il varie, dit-il, selon l'âge, le sexe, le tempérament, le genre de vie. »

Le cœur, y compris les oreillettes, doit avoir selon *Laënnec* un volume un peu inférieur, égal ou très-peu supérieur au volume du poing du sujet.

M. Cruveilhier ne se prononce pas sur les dimensions du cœur à l'état normal, persuadé qu'il est que ces dimensions échappent à toute appréciation rigoureuse (2).

Le cœur, mesuré sur huit sujets, dans le double sens de sa hauteur et de sa longueur, a présenté à M. le professeur *Bouillaud* les dimensions suivantes :

1° *Diamètre vertical ou longueur du cœur de l'origine de l'aorte à la pointe.*

Moyenne.	3 p.	7 l.	1/3
Maximum. . . .	4	»	»
Minimum. . . .	3	2	1/2

(1) *Mal. du cœur*, proleg., p. 3 et suiv.
(2) *Dict. de méd. et de chir. prat.*, art. Hypertrophie.

2° *Diamètre transversal ou largeur du cœur à la base des ventricules.*

Moyenne.	3 p.	7 l.	$^1/_2$
Maximum. . . .	4	6	»
Minimum. . . .	3	5	»

D'où il suit que la longueur du cœur l'emporte très-peu sur sa hauteur.

Tel est le résultat des recherches de *M. Bouillaud.*

Que penser maintenant d'une moyenne qui provient de l'examen de huit malades seulement, quelque rigoureuse d'ailleurs, quelque mathématique qu'on la suppose ? Non-seulement les sujets qui ont fourni l'occasion de ces recherches n'étaient point âgés également, mais encore ils différaient entre eux pour la plupart de taille et de constitution ; et, tandis que les uns avaient succombé à des affections indépendantes du poumon, les autres, au contraire, étaient morts des suites d'une pneumonie, d'une phthisie pulmonaire, d'une pleurésie coïncidant avec des tubercules, etc. Il faut regretter que de semblables expériences n'aient point été faites sur un nombre si considérable de sujets, que la moyenne résultant de ces travaux méritât une confiance plus grande. Pour qu'une moyenne pût nous être de quelque utilité au lit du malade, voici de quelle manière je concevrais qu'on la dût rechercher : Je voudrais que l'on divisât d'abord les sujets en plusieurs classes, que l'on prît, par exemple, un certain nombre d'individus de tel âge à tel autre, présentant les mêmes conditions physiologiques ou pathologiques, et que l'on recherchât sur une vaste échelle la moyenne des dimensions du cœur dans ses divers diamètres. On répéterait ces expériences un aussi grand nombre de fois qu'il y aurait d'états physiologiques ou morbides différents. Tel serait assurément le moyen le plus sûr de se rapprocher autant que possible de la vérité, car on pourrait alors avec quelque assurance se présenter auprès d'un malade, et mettre à profit, pour s'éclairer, la moyenne qui conviendrait le mieux à son âge, son sexe, sa constitution, sa maladie, etc. ; encore même ne devrait-on pas toujours s'en rapporter aveuglément aux données de la statistique.

Que conclure de ce qui précède ? que *Corvisart*, *Laënnec* et *M. Cruveilhier* ont eu raison de dire qu'il était impossible d'indiquer géométriquement les proportions du cœur chez un homme sain. Ces paroles sont décourageantes, sans doute, et j'aimerais infiniment mieux, pour ma part, qu'elles fussent sans fondement ;

mais par malheur il n'en est rien. Est-ce la faute à *Corvisart*, à *Laënnec*, etc., si l'exactitude la plus rigoureuse ne peut nullement s'appliquer à la détermination du volume normal du cœur? Reconnaissons ici notre impuissance, et contentons-nous de données approximatives, faute de pouvoir acquérir cette certitude mathématique que nous demanderions en vain à des moyennes quand il s'agit des cas particuliers. A mon sens, ce n'est pas, en général, dans cette voie que nous devons chercher la vérité ; je crois au contraire que le moyen de s'en rapprocher autant qu'il est en nous, c'est de rechercher le volume du cœur sur chaque individu séparément, de comparer ce volume avec l'âge du sujet, sa constitution physique, etc., de tenir compte en même temps des états morbides qu'il présente, et de tirer ensuite telle conclusion que l'on jugera convenable.

Or, comment convient-il de procéder pour arriver à la connaissance du volume du cœur?

Les uns se bornent à circonscrire l'étendue de la portion de cet organe qui n'est pas masquée par les poumons; les autres au contraire le mesurent dans toute sa circonférence, ce qui vaut beaucoup mieux. « La percussion médiate, employée avec tant d'habileté par *M. Piorry*, dit

M. Cruveilhier (art. cité) permet de circonscrire, par la matité, le cœur de toutes parts, même à travers les parties recouvertes par le poumon, et par là d'apprécier son volume : elle permet encore, quoique avec bien de la difficulté, de le circonscrire en bas du côté du foie, et de distinguer la matité qui dépend du cœur de celle qui dépend de ce dernier organe. »

Depuis que M. Piorry a démontré la possibilité de limiter le cœur dans sa circonférence, il n'a cessé de démontrer par des faits la vérité de cette proposition ; j'en ai fait autant moi-même bien des fois sur le cadavre en présence de ceux qui me l'ont demandé, et cependant on ne limite encore dans presque tous les hôpitaux de Paris que la portion du cœur qui touche aux parois thoraciques, comme s'il existait un rapport invariable, même à l'état normal, entre la portion du cœur qui n'est pas masquée par les poumons et l'étendue de cet organe qui se trouve recouverte par eux (1) !

(1) « Il ne faut pas croire, a dit M. Andral, que par la mesure de l'étendue du son mat, donnée par la portion du cœur non recouverte par le poumon, on arrive toujours d'une manière sûre à déterminer son volume réel ; le poumon parfaitement sain peut le recouvrir chez les différents individus dans une étendue très-variable ; aussi advient-il plus d'une fois qu'une augmentation considérable survenue dans le volume de cet

Procédé opératoire.

Avant de passer à l'exposition des règles plessimétriques qu'exige la mensuration du cœur, je dois dire qu'il faut se placer alternativement à droite et à gauche du malade, qu'on a soin de faire coucher sur le bord de son lit, après avoir examiné préalablement la poitrine, et dessiné à l'extérieur et la rate et le foie, d'après les règles qu'on peut lire plus bas à l'occasion de ces deux organes.

Ces précautions prises, il s'agit de rechercher aussi exactement que possible tous les points de la circonférence du cœur. A cet effet, on conduira d'abord le plessimètre de droite à gauche, en suivant le bord supérieur du foie, jusqu'à ce que survienne une altération de son manifeste, un commencement d'obscurité; mais on se gardera de s'en tenir à cette première épreuve; on la renouvellera, au contraire, à différentes reprises, et l'on n'omettra pas de comparer entre eux les sons qu'on percevra d'un côté comme de l'autre de la ligne où l'on aura trouvé la transition. A la différence des sons se joindra un autre caractère, celui d'une résistance aux doigts

organe, ne se traduit point par une augmentation dans l'étendue de la matité donnée par la région précordiale. » (Laën., tome I, p. 42.)

qui, pour être excessivement légère, n'en sera pas moins sensible au niveau de l'oreillette droite. Ainsi sera déterminé un point quelconque de la base du cœur (1) ; mais on ne devra pas s'en tenir là, et, se dirigeant toujours un peu plus à gauche, en suivant la direction de la portion connue de la ligne supérieure du foie prolongée par la pensée, on arrivera à trouver à toute profondeur un son clair qui avertira qu'on vient d'abandonner la région qui correspond au cœur ; l'espace compris entre ce point sonore et celui qu'on aura trouvé du côté droit, mesurera le cœur dans le plus grand de ses diamètres.

S'il est facile de limiter le cœur de sa base à sa pointe, il ne l'est pas autant de déterminer la séparation des ventricules. Pour atteindre ce

(1) Il arrive souvent que les élèves, même assez exercés à la percussion, éprouvent la plus grande difficulté à reconnaître le lieu de la poitrine où les cavités droites du cœur commencent à correspondre. Cette difficulté tient à ce que le sternum présente moins d'élasticité et de résonnement que le reste des parois thoraciques. Le moyen de se préserver de l'erreur et de ne pas demeurer dans le doute, consiste donc à reconnaître le vrai son du sternum, pour ne pas le confondre avec celui que fournissent les cavités droites du cœur. On évitera cette confusion en percutant alternativement la région supérieure et la région moyenne du sternum, et lorsque celle-ci présentera plus de résistance à la fois et plus d'obscurité, on sera d'autant plus fondé à la rapporter au cœur, que dans le cas contraire le sternum résonnerait moins à sa partie supérieure, à cause de la présence des gros vaisseaux (artère pulmonaire et aorte).

résultat, il faut avoir l'habileté de *M. Piorry* et sa longue pratique ; aussi je ne crois pas pouvoir mieux faire que de lui emprunter ses propres paroles : « Quand on aura saisi les cavités « droites du cœur, dit-il (*Proc. opér.* p. 117), on « portera l'instrument encore plus en dedans, « et on éprouvera bientôt, et dans le plus grand « nombre des cas, une résistance marquée au « doigt qui percute, et plus de matité à l'oreille. « C'est le ventricule gauche qui donne ces sen- « sations ; elles sont d'autant plus marquées, « que le cœur gauche est plus épais, que son « tissu est plus solide, qu'il est plus rapproché « des parois costales. Plus loin, à un pouce ou « deux vers la gauche, on saisira un peu d'é- « lasticité au doigt et un défaut de résistance. Ces « sensations seront obtenues au moyen d'une « percussion très-légère, tandis qu'en employant « un peu plus de force, on sentira encore et la « matité et la résistance du cœur : c'est qu'ici « commence une lame mince du poumon gau- « che; on notera ce point avec le nitrate d'argent, « puis on conduira le plessimètre de plus en plus à « gauche; le son mat et la résistance s'éloigneront « successivement; la sonorité et l'élasticité de- « viendront de plus en plus marquées parce que « le poumon s'épaissira; enfin il arrivera un

« moment où l'on trouvera toujours une élasti-
« cité et une résonnance très-profondes. »

S'il est utile de connaître tous ces détails et de se familiariser avec ces idées, si l'appréciation rigoureuse de la hauteur du cœur est indispensable au praticien, il ne lui importe pas moins de rechercher avec le même soin les limites supérieure et inférieure de l'organe central de la circulation. Pour y parvenir, on percutera d'abord de haut en bas, suivant une ligne qui s'étende du milieu de la clavicule gauche à la partie moyenne du grand diamètre du cœur. Il va sans dire qu'on rencontrera la matité de cet organe avant qu'on ait atteint son grand diamètre; de cette manière le bord supérieur du cœur se trouvera divisé en deux parties égales qu'on subdivisera de nouveau pour plus d'exactitude, en conduisant deux autres lignes de haut en bas jusqu'à la rencontre du cœur. Ces deux lignes convergeront l'une vers l'autre et partiront, la première de l'extrémité interne de la clavicule, et la deuxième de l'extrémité externe du même os.

Reste maintenant à limiter une autre portion du cœur; je veux parler de celle qui touche au diaphragme.

Trois dispositions anatomiques différentes

peuvent se présenter : ou bien la pointe du cœur débordera le foie; ou bien ces deux organes arriveront au même niveau ; ou bien encore le cœur se trouvera dépassé à son tour par la glande hépatique.

Dans le premier cas, nous ne devons pas éprouver la moindre difficulté à reconnaître d'une manière nette et précise la limite inférieure du cœur. En effet, la position et l'étendue du foie étant déterminées, notre investigation s'en trouvera facilitée d'autant. De plus, nous appellerons à notre aide le souvenir des rapports du cœur et de l'estomac, et nous nous trouverons ainsi placés dans les conditions les plus favorables, tellement qu'il nous suffira de conduire le plessimètre de bas en haut le long du rebord mince du foie pour obtenir : 1° un son tympanique sur tous les points correspondants au siége du ventricule ; 2° un son mat, au contraire, au niveau du bord diaphragmatique du cœur.

Admettrons-nous maintenant, par hypothèse, que le sommet du cœur se trouve exactement sur la même ligne que le lobe gauche du foie, il ne sera pas plus difficile de reconnaître ce qui appartient à l'un ou l'autre de ces deux organes, car la position de la pointe du cœur est, d'une part, bien déterminée (p. 168) ; et d'une autre part il est excessivement rare que la lame du foie présente tout à fait à gauche une matité aussi grande que celle du cœur. Que si, néanmoins, il n'était pas aisé d'établir à l'aide d'une percussion faite modérément une ligne de démarcation bien tranchée, on y parviendrait toujours à l'aide d'une percussion assez forte, qui éveillerait ainsi les vibrations sonores des portions de l'estomac qui servent de point d'appui à la glande hépatique. Enfin, s'il arrivait qu'après bien des tentatives on ne pût pas absolument déterminer les points où le cœur et le foie se trouvent en rapport, il resterait pour dernière ressource à conduire de droite à gauche une ligne fictive qui ferait suite à celle représentant la direction du rebord supérieur du foie déjà trouvée au niveau du mamelon et de l'aisselle.

On conçoit d'après ce qui précède combien peu l'on doit se trouver arrêté dans la limitation de la pointe du cœur, lorsque le foie vient à la dépasser. Que faudra-t-il faire en effet pour ne pas comprendre dans la même circonscription et le cœur et le foie ? déterminer encore avec exactitude l'extension à gauche de la glande hépatique, et limiter ensuite toute la circonférence du cœur, en procédant de droite à gauche comme il a été dit. Il devra forcément arriver alors qu'on trouvera toujours de la sonorité en dehors de la pointe du cœur et tout à fait à gauche, tandis qu'un peu plus bas le lobe du foie trahira sa présence par l'obscurité de son qu'il donnera, et par une résistance aux doigts plus ou moins prononcée qu'une main exercée ne saurait méconnaître.

Les préceptes que je viens d'exposer trouveront constamment une application facile chez l'homme ; mais il n'en sera pas toujours de même chez la femme, alors surtout que l'on rencontrera une mamelle assez volumineuse. Déjà il m'était arrivé plusieurs fois dans mes leçons d'entendre exprimer à mes élèves le regret que la percussion se trouvât en défaut dans les circonstances dont je viens de parler, et je perdais l'espoir de surmonter cette difficulté, lorsqu'un jour, stimulé par la présence de *M. Mayor* de *Lausanne*, qui me faisait l'honneur d'assister à ma démonstration, je fus assez heureux pour le satisfaire. Tout le monde sait que lorsqu'on veut tracer à l'extérieur la figure du cœur chez une femme, d'ailleurs bien conformée, il est nécessaire, si on ne veut pas lui causer de la douleur en percutant sur la région mammaire, d'abaisser la mamelle ou bien de l'élever, et de la porter tantôt à droite et tantôt à gauche. Eh bien, soit par exemple le cas, ou après avoir relevé la mamelle, on veuille indiquer sur les téguments les points correspondants à la limite inférieure du cœur; ne voyez-vous pas ce qui va se passer, dès que vous aurez abandonné la glande mammaire à elle-même? Elle retombera par son propre poids dans sa position habituelle, entraînant avec elle la ligne que vous aurez tracée, et vous perdrez ainsi le fruit de vos recherches. Comment donc sera-t-il possible d'échapper à cette cause d'erreur? rien n'est plus simple. Supposons en effet qu'après avoir relevé le sein gauche, vous ayez constaté la présence de la ligne inférieure du cœur sur un point quel qu'il soit du thorax; que vous restera-t-il à faire? à mesurer la distance qui sépare ce point d'un autre point fixe, que vous choisirez sur une côte par exemple : or, si cette distance est égale à 8 centimètres, il sera toujours facile de la retrouver, après avoir ordonné à votre aide de retirer sa main pour permettre à la glande mammaire de s'abaisser.

Ce que je viens de dire touchant le bord inférieur du cœur s'applique à toute l'étendue de sa circonférence, il est donc inutile d'y insister davantage; je ferai remarquer seulement que si j'ai conseillé de choisir des points fixes sur une partie solide, telle que la clavicule, le sternum, etc., c'est parce que ces pièces osseuses ne sont pas susceptibles de déplacement comme pourrait l'être la peau, à cause de l'élasticité qu'elle présente, surtout quand elle est distendue.

C'est après avoir pris toutes les précautions que je viens d'indiquer, c'est après avoir mis à profit toutes les règles plessimétriques que j'ai fait connaître, qu'on pourra se flatter de connaître parfaitement le volume du cœur, sa forme et ses rapports.

Si l'on veut ensuite se faire une assez bonne idée du diamètre antéro-postérieur de cet organe, on y parviendra sans peine si l'on sait tenir compte de l'épaisseur des lames du poumon qui le recouvrent, et des degrés différents de résistance et de matité qu'il présente.

1° *Appréciation de la position respective des divers orifices du cœur, basée sur la circonscription rigoureuse de cet organe.* Nous ne devons pas nous attendre à ce que la percussion toute seule vienne éclairer la majeure partie des maladies du cœur ; loin de là, elle guidera souvent le praticien dans la détermination des orifices où se produit la plus grande intensité des bruits du cœur ; elle permettra de reconnaître l'état d'atrophie ou d'hypertrophie de cet organe, le degré de développement respectif de chacune de ses cavités, le degré plus ou moins élevé de mollesse ou de dureté de leurs parois, etc. ; mais ce sera tout, l'auscultation viendra plus sûrement ensuite apporter sa part de lumière au diagnostic, et de cette manière ces deux méthodes réunies se prêteront souvent un mutuel appui. En effet, l'auscultation marchera avec d'autant plus d'assurance, que la place occupée par le cœur sera mieux déterminée. On ne peut pas révoquer en doute cette proposition, car il est aisé de prévoir que les différents orifices du cœur doivent se trouver dans les mêmes rapports l'un vis-à-vis de l'autre, et qu'il doit exister entre ces orifices et un cœur petit la même relation qu'entre ces orifices et un cœur développé. Donc la figure du cœur étant indiquée à l'extérieur du thorax à l'aide de la percussion, on conçoit qu'on puisse assigner sur cette figure assez exactement la place et la disposition des orifices du cœur. C'est là justement ce qu'a fait dans ces derniers temps M. Piorry, conjointement avec son interne, M. Mac-Carthy, qui a été chargé des recherches cadavériques relatives à ce sujet. Ces recherches ont fait voir que l'orifice tricuspide correspond au point où se réunissent l'oreillette et le ventricule droits; que l'orifice mitral se rencontre à gauche et en haut du cœur près de sa base; que l'orifice cardio-pulmonaire est en haut de cette base, et que l'ouverture de l'aorte se trouve plus en bas et un peu plus à droite. La disposition de ces orifices doit demeurer gravée dans la mémoire pour être ensuite reproduite sur la figure du cœur qu'on aura dessinée sur le vivant; il est donc absolument nécessaire que cette figure soit fidèlement tracée, si l'on veut tirer parti des notions anatomiques précédentes.

Voilà une première application de la percussion à l'étude de bon nombre de maladies du cœur; nous allons en trouver bien d'autres.

2° *Changements de position du cœur.* Nous avons vu, que même à l'état normal, le cœur n'occupe pas toujours absolument la même place dans la cavité thoracique: combien à plus forte raison ne doit-il pas changer de position à l'état pathologique! Toute cause qui vient à soulever le diaphragme rapproche le cœur de la clavicule, de la même manière qu'il se trouve éloigné plus ou moins de cet os, tant par des anévrysmes de l'aorte (Morgagni, Werdermann) que par des lésions diverses des poumons (1). A plus forte

(1) On lit dans les *Leçons orales* de Dupuytren (tome 3,

raison, le cœur est-il sujet à des déviations plus ou moins étendues d'un côté du thorax ou de l'autre par la présence d'une production anormale solide ou d'un épanchement liquide ou gazeux existant dans la plèvre du côté droit ou dans celle du côté gauche. Je n'ai pas à passer en revue les différentes causes capables d'amener ces déplacements variés; j'avais seulement à indiquer ceux-ci, parce qu'ils entrent dans le domaine de la percussion et qu'il appartient à cette méthode d'exploration plus qu'à toute autre de les faire connaître.

3° *Atrophie du cœur.*

4° *Hypertrophie du cœur.*

5° *Augmentation de volume du cœur par dilatation de ses cavités.* Que dire maintenant de l'atrophie du cœur et de son hypertrophie, si ce n'est que la percussion médiate indique encore l'un ou l'autre de ces états, et qu'il faut avoir une très-grande habitude de la plessimétrie pour

p. 375 et suiv.), l'observation d'un homme dont le cœur, repoussé en bas, correspondait à la partie supérieure de l'épigastre. Les deux poumons comprimés, aplatis et réduits à un feuillet très-mince, étaient refoulés vers la partie antérieure de la poitrine, derrière les cartilages des côtes. Le reste des cavités des plèvres était occupé par deux tumeurs très-volumineuses, étendues l'une et l'autre depuis le sommet de la poitrine jusqu'au diaphragme. Chacune d'elles renfermait une énorme hydatide.

être en droit de rapporter l'augmentation de volume du cœur à une simple dilatation de ses parois (1) ou bien à leur hypertrophie ? (2).

La matité et la résistance au doigt, dit M. Piorry (*Med. prat.* n° 1771), sont en général beaucoup plus marquées lorsqu'il s'agit de l'hypertrophie du ventricule gauche que dans les cas de cardiectasie (dilatation). En outre, *dans l'hypertrophie, la forme de l'espace en rapport avec la matité cardiaque ressemble davantage* (bien que le volume soit exagéré) *à celle du cœur normal que cela n'a lieu dans la dilatation.*

J'avoue que je n'oserais pas trop m'en rapporter à moi-même pour tenir le même langage que Corvisart et M. Piorry; mais combien ne dois-je pas être réservé lorsque je compare mon peu d'expérience à la longue pratique de ces auteurs! D'ailleurs, dans des questions aussi délicates, Corvisart et M. Piorry invoquent d'autres signes à

(1) Auenbrugger a décrit, sous le nom d'anévrysme du cœur, l'augmentation de volume de cet organe, par une accumulation telle de sang dans les ventricules et les oreillettes, qu'il devient incapable de le pousser. « Alors, ajoute le même auteur, la région du cœur, frappée dans une grande circonférence, rend un son exactement semblable à celui d'une chair frappée. »

(2) « Dans la dilatation avec amincissement, a dit Corvisart, la région du cœur résonne plus mal dans une plus grande circonférence, que dans la dilatation avec épaississement. » (*Oper. citat.*, p. 425.)

l'appui de leur diagnostic, et c'est pour moi une raison de plus pour suspendre mon jugement. Je conserverai la même réserve pour ce qui concerne les dilatations partielles du cœur ; j'ajouterai cependant « que de nombreuses recherches sur la « plessimétrie ont permis à M. Piorry d'appré- « cier souvent le degré de la dilatation du cœur « dans ses diverses parties envisagées en particu- « lier, » (*Oper. cit.* n° 1720) et que dans certains cas il a été possible à Corvisart de distinguer, en suivant les résultats différents de la percussion, quelles cavités du cœur étaient le siége de l'anévrysme ; il obtenait en effet un son plus obtus, plus suffoqué à droite, quand la cavité droite était seule distendue, et *vice versâ*. Toutefois, Corvisart avoue que ces distinctions ne sont pas faciles, et qu'il faut avoir acquis une grande habitude du procédé de la percussion pour les saisir. (*Op. cit.* pag. 425.)

§ XIV. *Péricarde.*

Disposition anatomique. Le péricarde est un sac fibro-séreux qui enveloppe le cœur et les troncs artériels et veineux qui en partent ou qui s'y rendent. Il est logé dans l'écartement inférieur du médiastin antérieur. Il présente la forme d'un cône, dont la base regarde en bas et le sommet en haut. M. *Cruveilhier* dit s'être assuré que dans l'état sain la capacité du péricarde mesure exactement le volume du cœur dans sa plus grande dilatation possible.

Le péricarde est en rapport *en arrière* avec la colonne vertébrale. *En avant*, il répond au sternum et aux cartilages des cinquième, sixième et septième côtes gauches, dont il est séparé latéralement par la partie antérieure des poumons. *A droite et à gauche*, il est en rapport médiat avec la face interne des poumons. *En bas*, il répond au centre aponévrotique du diaphragme, et un peu à gauche aux fibres charnues de ce muscle.

A l'état normal, la surface interne du péricarde est lubrifiée par de la sérosité. Cette membrane séro-fibreuse s'applique alors si bien sur la surface extérieure du cœur et des gros vaisseaux (art. Pul. et Aorte), que la percussion ne saurait indiquer d'autre figure que celle du cœur, bien distincte de celle des gros vaisseaux, ce qui fait que dans les conditions physiologiques le péricarde est pour la percussion comme s'il n'était pas ; mais vient-il à se laisser distendre par un épanchement plus ou moins considérable, alors sa figure n'est plus celle du cœur, mais bien celle d'un cône dont la base regarde en bas et le sommet en haut.

1° *Hydropéricarde* ou *hydropisie aqueuse du péricarde* (*hydropéricardie*), *hydropisie purulente du péricarde* (*pyopéricardie* ou *pyopéricardite*). *Péricardite.* Dans l'hydropisie aqueuse, comme dans l'hydropisie purulente du péricarde, a dit *Auenbrugger* (*Oper. cit.* p. 400 et 407), le son est aussi suffoqué dans la région du cœur que si vous frappiez un morceau de chair. *Sonitus ubi cor locatum estità suffocatus est, ac si frustrum carnis percussisses.*

Corvisart féconda cette idée, et le premier il déclara que dans l'hydropéricarde, la partie occupée par le cœur, les côtes à gauche et souvent même tout le sternum (1), suivant la plus ou moins grande dilatation qu'a subie le péricarde, ne rendent qu'un son mat, parce que le péricarde dilaté par une quantité de fluide beaucoup plus considérable que dans l'état de santé, comprime et repousse les poumons, et supprime ainsi

(1) M. Casimir Broussais a publié l'observation d'un malade atteint d'hydropéricarde si considérable, qu'on trouvait *un son mat très-prononcé*, à partir de deux pouces au-dessous du bord supérieur du sternum, jusqu'au-dessous de l'appendice xiphoïde de haut en bas, et transversalement du sein du côté droit au sein du côté gauche. (Citation de M. Andral.)

plus ou moins le son qu'on en tire dans l'état normal. (*Oper. cit.* pag. 401.)

Après *Corvisart* vint le docteur *Louis*, qui publia dans la *Revue médicale* (janvier 1826) un mémoire fort intéressant où il appela particulièrement l'attention sur le son mat de la région précordiale, comme signe de grande valeur dans la péricardite, signe bien évident, dit-il, pourvu qu'on pratique convenablement la percussion (1).

M. *Piorry* ajouta plus tard au signe physique dont je viens de parler celui du déplacement du liquide dans le péricarde, suivant les positions variées du malade. (*Clin. méd.* pag. 63. 1832.)

Un peu plus tard encore, M. le professeur *Bouillaud* insista sur tous ces caractères; mais il oublia de faire mention de la forme de l'espace qu'occupe le son mat, alors que l'épanchement péricardique est devenu assez considérable. C'est encore à M. *Piorry* que l'on doit d'avoir indiqué le premier, dans la péricardite, la forme conique de cette matité, dont la base répond au

(1) Après avoir longtemps discuté sur la valeur de la percussion dans le diagnostic de la péricardite, M. *Louis* ne craint pas d'affirmer que sans cette méthode d'investigation, le diagnostic de cette maladie ne lui paraît pas susceptible de certitude, quels que soient le nombre et le degré des autres symptômes.

diaphragme, et le sommet à la partie supérieure du sternum.

« La percussion ne fournit réellement une donnée importante pour le diagnostic de la péricardite, dit avec raison M. *Bouillaud*, que lorsqu'il existe un épanchement assez abondant dès la première origine de la péricardite ; en effet, le péricarde n'a pas sécrété une assez grande quantité de matière séro-purulente, ou de véritable pus, pour qu'on puisse obtenir le signe précieux de la matité dans un espace très-étendu de la région précordiale. » (*Oper. cit.* t. I, p. 455 et 656.)

Pour que le déplacement du liquide soit possible dans l'intérieur du péricarde, il faut qu'il puisse s'y mouvoir avec facilité. Le malade est-il couché sur le côté droit ? c'est sous le sternum qu'existe la matité ; dans le cas contraire, le sternum donne du son, et la matité se porte à gauche. Indépendamment de ces changements de son en rapport avec les positions variées du malade, je noterai la disposition de la matité qui se fait à la partie supérieure suivant une ligne de niveau. Pour l'obtenir, il suffit de pratiquer la percussion la plus légère.

Mais il n'y a pas que le déplacement du liquide dans la poche du péricarde qui puisse donner lieu à des changements de son, suivant les déplacements des malades ; le péricarde fortement distendu par un liquide obéit à son propre poids pour se porter tantôt du côté droit, tantôt du côté gauche, d'où il résulte que la matité s'étend sur un point, tandis que la sonorité revient sur l'autre, ce qui indique bien qu'une portion du poumon est d'une part remplacée par l'hydropéricarde, tandis qu'une autre portion du même organe vient aussitôt combler l'espace que l'hydropéricarde occupait tout à l'heure.

Nous avons vu que les épanchements considérables peuvent s'étendre jusqu'au-dessous de l'extrémité inférieure du sternum (*Obs. cit.*). *Auenbrugger* avait déjà appelé l'attention sur ce point, car il avait noté que, lorsque l'appendice xiphoïde devenait saillant par suite du refoulement que lui faisait éprouver le fluide contenu dans le péricarde, on distinguait facilement, par sa rénitence, cette espèce de tumeur de l'estomac dilaté par des fluides élastiques (*Obs.* XII, pag. 402). *Corvisart* regardait cette distinction comme assez difficile, alors que d'autres signes ne venaient pas d'ailleurs jeter quelque lumière sur la nature et le siége de la maladie.

Grâce aux progrès de la percussion, l'incertitude qui régnait dans l'esprit de *Corvisart* ne peut plus exister, car lorsque le péricarde sera tellement distendu par la matière de l'épanchement que la dépression ordinaire existant au niveau de l'appendice xiphoïde s'effacera ou deviendra saillante, on sera d'autant plus fondé à rapporter la cause de ce changement à l'hydropéricarde, que l'appendice xiphoïde ne donnera pas lieu à de la résonnance, ce qui ne manquerait certainement pas d'arriver si la tumeur existant au bas du sternum n'était due qu'à une dilatation gazeuse du ventricule.

Laënnec ne connaissait point de maladie plus difficile à diagnostiquer que la péricardite. Suivant M. *Louis*, on doit attribuer cette difficulté moins à la nature même de l'affection qu'à la manière incomplète dont elle a été observée. Cette réflexion est on ne peut plus juste; M. *Bouillaud* la partage entièrement. Je ne saurais donc reeommander avec trop d'instance d'apporter à la percussion le plus de soins possible. Dans ce but, on limitera dans toute sa circonférence la matité de la région précordiale, et pour peu que la forme de cette matité se rapproche de la forme conique dont j'ai parlé, on réitérera maintes fois son exploration, le malade changeant de place, et l'on circonscrira la partie supérieure du son contre nature, en se conformant aux règles que je vais indiquer pour la limitation des gros vaisseaux. On trouvera sur le lieu qu'ils occupent, à l'aide d'une percussion faite légèrement, une qualité de son bien différente de celle que donne le sternum à l'état normal, sur les points correspondants à toute la portion des gros vaisseaux qu'enveloppe le péricarde.

J'ai recherché dans ces derniers temps s'il ne serait point possible de distinguer par d'autres signes que ceux que je viens d'exposer, l'hypertrophie du cœur de l'hydropéricarde considérable, et presque constamment j'ai trouvé que l'hydropéricarde donnait, par la percussion la plus légère, de la matité dans une plus grande étendue que ne le fait un cœur hypertrophié. Cette différence tient certainement à ce que dans le premier cas le refoulement du poumon est plus considérable. J'ai reconnu de plus que, dans les changements de position du malade, les changements de position du cœur se font dans une moins grande étendue. On tirera quelque parti pour le diagnostic, de l'obscurité plus ou moins grande du poumon, due à la compression, et de la position des organes voisins, tels que le foie, la rate et l'estomac, qui seront refoulés d'autant plus que l'hydropéricarde sera lui-même plus considérable.

On limitera avec le nitrate d'argent l'étendue de l'épanchement, afin de pouvoir suivre jour par jour son accroissement ou sa diminution.

2° *Hémopéricardie.* On ne trouve rien dans les auteurs concernant cet état pathologique, sous le point de vue de la percussion.

3° *Pneumopéricardie* (*aéropéricardie*). Il m'est arrivé maintes fois de trouver une grande clarté de son sur des sujets morts depuis vingt-quatre ou trente-six heures, au niveau de la région précordiale. A l'ouverture du sac du péricarde, un gaz plus ou moins fétide s'échappait en sifflant. Ce gaz était joint le plus souvent à un épanchement liquide.

4° *Hydropneumopéricarde* (*hydraéropéricardie*). *Laënnec* a reconnu dans quelques cas cette complication pendant la vie à une résonnance plus claire du bas du sternum survenue depuis peu de jours. M. *Andral* fait mention d'une aéropyopéricardie dans laquelle on percevait un bruit de flot en percutant le péricarde avant de l'avoir incisé. (*Laën.* t. III, p. 395.)

§ XV. Aorte.

Disposition anatomique. Cette artère naît de la base du ventricule gauche. Immédiatement après son origine, elle se dirige de bas en haut et de gauche à droite. Parvenue au niveau de la quatrième ou de la troisième vertèbre dorsale, elle occupe le milieu de la colonne vertébrale. Libre du péricarde alors, elle se recourbe pour se porter presque horizontalement de droite à gauche et d'avant en arrière, sur la partie latérale gauche de la colonne vertébrale, où elle se recourbe de nouveau à la hauteur de la deuxième vertèbre dorsale, pour devenir verticale et descendante.

Dans l'intérieur du péricarde, l'aorte est embrassée à gauche et en arrière par l'artère pulmonaire et par sa branche droite; à droite, elle répond à la veine-cave supérieure et au poumon; en devant, le médiastin la sépare du sternum.

La crosse de l'aorte est d'abord immédiatement appliquée sur la trachée artère, un peu avant la naissance des bronches, et ensuite sur le corps des deuxième et troisième vertèbres, ainsi que je l'ai déjà dit. A gauche et en avant l'aorte est reçue dans une excavation du poumon correspondant. Enfin, l'aorte répond par sa concavité à la bronche gauche, qui d'abord placée en arrière de la portion horizontale de la crosse, devient bientôt antérieure à la portion descendante de cette crosse.

L'intervalle qui sépare le point culminant de

la courbure aortique de la fourchette sternale varie suivant les âges et suivant les individus : ordinairement il est de 10 à 12 lignes chez l'adulte, moindre chez le vieillard ; c'est donc sous le sternum, au-dessus du cœur, au niveau de la troisième, quatrième ou cinquième côte, que correspondent les gros vaisseaux.

HISTORIQUE.

Ce n'est que dans ces derniers temps que l'on s'est occupé, avec quelque suite, de la percussion de l'aorte. Déjà, il est vrai, dès l'année 1831, M. *Piorry* avait annoncé (*Proc. opér.* n° 203) qu'il croyait avoir reconnu, à l'aide du plessimètre, un anévrysme de l'aorte pectorale ; mais il s'était empressé d'ajouter qu'il avait dû se borner à cette croyance, ayant perdu de vue le malade qui faisait le sujet de cette observation.

A cette même époque, une observation identique lui avait été communiquée par le docteur *Lesèble*, qui avait pu vérifier à la nécroscopie l'exactitude du diagnostic qu'il avait porté pendant la vie.

Ces deux faits rapprochés avaient quelque valeur ; mais le dernier surtout, qui, plus que l'autre, ne laissait dans l'esprit aucun doute ; aussi, dès ce moment, M. *Piorry* conçut-il des espérances auxquelles jusqu'alors il ne s'était point arrêté (1), tant il avait craint de sortir des voies expérimentales ! Mais il fallut bien se rendre à l'évidence, et bientôt, contrairement à l'idée qu'il s'était formée dès le principe, qu'il serait probablement à jamais impossible de reconnaître par la percussion médiate des anévrysmes aortiques, autrement que dans les cas de dilatation excessive de ce vaisseau, il acquit la certitude que la difficulté n'était pas insurmontable, et peu à peu il parvint à mesurer des tumeurs anévrysmales moyennes de l'aorte thoracique (2).

Ainsi, en suivant graduellement la succession des travaux de M. *Piorry*, il était aisé de prévoir qu'il arriverait une époque où cet observateur porterait encore plus loin les résultats de la percussion, en limitant même à l'état normal l'aorte thoracique.

Cette époque ne se fit pas longtemps attendre, car, dès l'année 1840, M. *Piorry* songea sérieusement à réunir les matériaux nécessaires pour la rédaction d'un mémoire ; et tandis que quarante malades, hommes ou femmes indistinctement, furent examinés par lui avec le plus grand

(1) *Traité de diagnostic*, tome 1, p. 210 et suiv.
(2) *Oper. cit.*, tome 1, p. 211.

soin pour servir à l'étude clinique, je fus chargé, conjointement avec un de mes condisciples, M. *Lasserre*, de procéder à la percussion de l'artère aorte sur le cadavre. Ce vaisseau fut exactement limité dans trois expériences successives. M. *Magne* obtint de son côté des résultats identiques au Val-de-Grâce.

C'en fut assez de ces expériences faites en présence de bon nombre d'élèves, pour que les faits recueillis par M. *Piorry*, au lit des malades, méritassent une entière confiance; le mémoire sur la percussion de l'aorte parut dans les *Archives* (1).

Jusqu'à ce moment la percussion de cette artère n'avait été l'objet de l'étude spéciale d'aucun auteur, car les ouvrages même les plus récents avaient passé cette question complétement sous silence; mais depuis, un agrégé à la Faculté de médecine de Paris, M. *Robert*, a répété sur le cadavre comme sur le vivant les expériences consignées dans le mémoire de M. *Piorry;* et s'il n'a pas toujours réussi à constater d'une manière certaine les résultats obtenus par l'auteur de la *Percussion médiate*, il avoue du moins

(1) *De l'examen plessimétrique de l'aorte, soit dans l'état normal, soit dans les circonstances pathologiques.* Décembre 1840.

« qu'en percutant avec attention et itérativement « sur la region occupée par le cœur et les gros « vaisseaux, on peut parvenir à limiter exactement « les dimensions de la crosse de l'aorte (1). »

Procédé opératoire.

En effet, les conditions anatomiques et physiologiques dans lesquelles se trouvent à l'état de santé l'artère pulmonaire et l'aorte, indiquent suffisamment que la circonscription de ces vaisseaux n'est pas chose impossible. Toutefois, comme la mensuration de l'aorte est un des points les plus délicats de la percussion, il est bon d'avoir bien présente à l'esprit la disposition des poumons à l'égard de ce vaisseau, car elle met sur la voie du procédé opératoire. Nous avons déjà vu comment il convenait de percuter la poitrine au niveau de la région mammaire droite, pour obtenir tantôt la résonnance du poumon toute seule, tantôt la matité du foie par de là la portion du poumon qui le recouvre; les mêmes principes sont applicables à l'exploration plessimétrique de l'aorte, c'est-à-dire qu'on pratique une percussion très-légère à la partie supérieure

(1) *Des anévrysmes de la région sus-claviculaire.* Thèse de concours, p. 69. 1842.

du sternum pour obtenir le son clair et superficiel du tissu pulmonaire, tandis qu'il suffit de percuter avec une force un tant soit peu plus grande, pour produire une résonnance plus obscure, en même temps qu'on perçoit un certain degré de résistance aux doigts, double circonstance qu'on ne rencontre pas au niveau des régions sous-claviculaires par exemple.

Quelques personnes ont pensé que l'obscurité de son qui se produit à la partie moyenne supérieure de la poitrine pouvait être le fait des premières pièces du sternum. Cette opinion perd toute sa valeur, quand on réfléchit que l'obscurité de son n'existe uniquement que sur les points correspondants à la place qu'occupent les gros vaisseaux.

Du reste, avant de passer à la limitation de l'aorte, on déterminera la position du cœur; et puis, après s'être assuré qu'il n'existe au-dessous du sternum aucune altération pathologique capable de mettre un obstacle à la limitation qu'on se propose, on procédera de la manière suivante :

On fera parcourir au plessimètre la direction de 3 lignes horizontales, et distantes l'une de l'autre de 20 à 25 millimètres. La première de ces lignes effleurera le bord supérieur du cœur, et donnera la mesure de l'artère pulmonaire et de l'aorte réunies; la deuxième, un peu plus rapprochée de la partie supérieure du sternum, donnera les dimensions de ces mêmes vaisseaux au moment où l'artère pulmonaire va se diviser; la troisième indiquera le diamètre de l'aorte isolée.

Une quatrième et dernière ligne oblique par rapport aux précédentes, et continuant la direction du muscle sterno-cléido-mastoïdien du côté droit, depuis la clavicule jusqu'au cœur, donnera les dimensions de l'artère aorte à sa courbure.

« En suivant la direction de ces lignes, dit M. *Piorry* (*mémoire cité*), il faut successivement frapper avec force et faiblesse sur les mêmes points, mais toujours avec légèreté. Quand on arrive aux points où l'on reconnaît les bords de ce vaisseau, on passe et repasse un grand nombre de fois en percutant toujours et avec des degrés de forces variés, sur les limites que l'on croit avoir distinguées, et ce n'est que lorsqu'on est bien assuré de ne s'être pas trompé, qu'on trace une ligne noire sur le point où la mesure a été prise. Après avoir ainsi limité les points correspondants aux lignes qui viennent d'être indiquées, on recherche la circonscription des artères sur les espaces intermédiaires à ces mêmes lignes. De cette sorte, on obtient avec la plus grande exactitude la dimension de l'aorte. »

1° *Changements de place des gros vaisseaux à l'état pathologique.* Des altérations existant soit dans les plèvres, soit dans les poumons, soit encore dans les viscères abdominaux, sont capables d'apporter quelques changements dans la position des gros vaisseaux, qui tantôt sont portés plus à gauche et tantôt plus à droite. La percussion, en faisant connaître leur véritable position, conduira dans quelques cas à soupçonner, et par suite à reconnaître des affections organiques du thorax ou de l'abdomen.

2° *Anévrysmes de l'aorte* (*aortectasies*). Quoiqu'il soit vrai de dire que la percussion médiate toute seule est impuissante pour établir le diagnostic d'un anévrysme de l'aorte thoracique, toujours est-il que cette méthode ajoute pour sa part quelque chose aux éléments de ce diagnostic, en faisant connaître qu'il existe au-dessous du sternum, au niveau des points occupés par les gros vaisseaux, une obscurité de son plus étendue qu'à l'état normal. L'appréciation du développement de ces vaisseaux deviendra d'autant plus aisée, que l'anévrysme lui-même sera plus considérable.

On ne saurait recommander trop de prudence dans des cas de cette nature, où la percussion doit être faite avec les plus grands ménagements, surtout lorsque les côtes se trouvent amincies, parce que, faute d'agir avec ces précautions, on pourrait bien hâter ou même déterminer la rupture du sac anévrysmal.

SECTION QUATRIEME.

PERCUSSION DE L'ABDOMEN.

Considérations générales.

On donne le nom d'abdomen à cette grande cavité splanchnique qui occupe la partie inférieure du tronc. Les parois abdominales qui font partie constituante de l'abdomen, circonscrivent cette cavité destinée à contenir tous les organes de la digestion qui font suite à l'œsophage, les voies urinaires et les organes internes de la génération.

La cavité abdominale est bornée supérieurement par la voûte du diaphragme, inférieurement par le bassin, en arrière par la colonne lombaire, sur les côtés et antérieurement par plusieurs plans musculeux.

La capacité de l'abdomen est excessivement variable, et sous ce rapport elle présente de nombreuses différences selon les individus.

« C'est dans le but d'une plus grande précision dans les rapports des organes, que l'on a divisé les parois abdominales en plusieurs régions dont les limites sont fictives.

« Circonscrivez l'abdomen dans quatre cercles horizontaux et par conséquent parallèles, dont l'un passe par l'appendice sternale, le second par le rebord de la dixième côte, le troisième par les épines iliaques antérieures et supérieures, le quatrième par le bord supérieur du pubis, et vous aurez trois zones ou régions intermédiaires : l'épigastrique, l'ombilicale et l'hypogastrique. Pour plus de précision encore, chaque zone est divisée en trois segments par deux lignes verticales tirées du point le plus excentrique de l'échancrure sternale ; ce qui fait neuf régions, trois médianes : la région épigastrique, la région ombilicale et l'hypogastre ; trois latérales : l'hypochondre, les flancs ou les lombes, les régions iliaques. » (Cruveilhier, *Dict. de méd. et de chir. prat.* art. ABDOMEN, p. 68.)

Voyons maintenant quels sont les organes qui répondent à chacune de ces régions.

Le foie remplit tout l'hypochondre droit ; à

l'épigastre correspondent une portion du lobe gauche du foie, la moitié droite de l'estomac et l'arc du colon ; on trouve dans l'hypochondre gauche l'extrémité du lobe gauche du foie, la grosse tubérosité de l'estomac, la rate et la partie supérieure des reins; au niveau de la région ombilicale se remarquent quelques anses de l'intestin grêle ; des circonvolutions du même intestin existent aussi dans les deux flancs. On y trouve de plus à droite le colon ascendant, à gauche le colon descendant ; à la région iliaque droite correspond le cœcum, tandis que l'S du colon répond à la région iliaque gauche.

On rencontre souvent des deux côtés, au-devant du cœcum et de l'S iliaque, plusieurs circonvolutions de l'intestin grêle ; enfin, à la région hypogastrique correspondent les circonvolutions inférieures de l'intestin que je viens de nommer.

Telle est en général, par rapport aux parois abdominales, la disposition des viscères renfermés dans la cavité sous-diaphragmatique ; elle est loin de se prêter, comme on voit, aux divisions arbitraires que les auteurs ont établies. En les reproduisant, je n'ai donc fait qu'obéir à l'usage, car je ne trouve pas qu'elles apportent une assez grande précision dans les rapports des organes ; aussi ce n'est pas sur elles que je me fonderai pour établir les nuances de son que fournit l'abdomen dans les différents points de son étendue. Cette manière de procéder, en forçant à des répétitions fastidieuses, en même temps qu'elle s'opposerait à ce qu'on pût comprendre l'étude plessimétrique d'un même organe dans une description unique, cette manière de faire, dis-je, aurait le double inconvénient de désunir ce qui ne doit pas l'être, et de rendre tout à fait impossible l'exposition du procédé opératoire qui convient à chacun des viscères de l'abdomen. Ce double inconvénient n'existait pas pour la poitrine, alors que nous n'avions affaire qu'au poumon; encore même, si nous avons divisé le thorax en un certain nombre de régions, pour mieux saisir les nuances de son que fournit le poumon, avons-nous considéré ces divisions comme non-avenues, quand il s'est agi d'indiquer les règles à suivre dans la percussion des parois thoraciques.

Les viscères de l'abdomen ont des rapports multiples qu'il importe de bien préciser; chacun de ces viscères offre à la percussion des qualités de son qui lui sont propres, chacun exige pour être limité des règles particulières et quelquefois même assez compliquées; il est donc indispensable d'entrer dans les détails à ce sujet, et d'étudier séparément le foie, la rate, l'utérus et ses annexes, les reins, la vessie, l'estomac, les intestins, le péritoine, etc. ; c'est en considérant tous ces organes dans ce qu'ils ont d'accessible à la percussion médiate, mais non en suivant aveuglément les divisions établies par les auteurs, que l'abdomen deviendra transparent à nos yeux, pour me servir de l'expression de M. *Cruveilhier :* c'est alors seulement que nous pourrons appliquer notre doigt sur une région quelle qu'elle soit de l'abdomen, et dire : Ici le foie commence, et c'est là qu'il finit ; ici se trouve l'estomac, un peu plus loin la rate, etc.

§ I. FOIE.

Disposition anatomique.

Le foie occupe tout l'hypochondre droit. Il s'étend transversalement dans la région épigastrique et jusque dans l'hypochondre gauche.

Il répond en haut au diaphragme qui le sépare de la base du poumon droit et du cœur. En bas il repose sur l'estomac, les intestins et le rein droit. Il se trouve protégé en arrière par la colonne vertébrale, en avant par les sept ou huit dernières côtes droites.

De la position du foie, de sa forme et de son volume.

S'il était vrai de dire que le mamelon est, toutes choses égales d'ailleurs, à la même distance des clavicules, il me suffirait d'indiquer, par rapport au mamelon lui-même, les points extrêmes auxquels peut correspondre, sans sortir des conditions physiologiques, le rebord supérieur du foie; mais, d'une part, le mamelon n'est pas, je le répète, à la même distance des clavicules chez l'homme, et il existe chez la femme des différences encore bien plus grandes. Nous sommes donc conduits à prendre des points fixes sur les pièces osseuses de la poitrine; or, d'après un relevé fait sur un très-grand nombre de malades, j'ai trouvé que le bord supérieur du foie répondait le plus ordinairement à la cinquième côte, tandis que son bord inférieur répondait assez communément au rebord des cartilages.

Il résulte des recherches faites par M. *Piorry* à l'occasion du *Traité de la percussion médiate*, que l'étendue de l'espace où le son jécoral se fait entendre, *dans l'état parfaitement sain*, est de 2 pouces tout à fait à gauche, de 2 pouces et demi à droite de l'appendice xiphoïde, de

3 pouces vers la hauteur du mamelon, et de 4 pouces au niveau de l'aisselle. (*Traité de diag.*, n° 1810.)

Reconnaître avec M. *Cruveilhier* que les dimensions du foie sont toujours en raison inverse l'une de l'autre, et que la forme irrégulière de cet organe échappe par conséquent à toute description, qu'est-ce dire autre chose, sinon que rien n'est plus variable que la figure du foie ? M. *Cruveilhier* l'a comparée pourtant avec *Glisson* à un segment d'ovoïde coupé suivant sa longueur, et qui va progressivement en diminuant à mesure qu'on approche de son extrémité gauche, qui se termine en languette.

Voilà ce que l'on peut dire en général de la position, des dimensions et de la figure du foie ; mais si ces données sont suffisantes, généralement parlant, n'oublions pas qu'elles rencontrent de nombreuses exceptions dans la pratique. Voici ce que nous apprit, en effet, l'ouverture de trois sujets qui servirent à nos expériences publiques au grand amphithéâtre de l'École de Médecine :

Chez l'un des sujets le bord supérieur du foie se trouvait éloigné de 26 millimètres du mamelon ; chez l'autre, au contraire, il s'élevait de 26 millimètres au-dessus du mamelon ; chez le troisième enfin le rebord supérieur du foie commençait au niveau du mamelon lui-même qui correspondait par hasard chez les trois sujets à la hauteur de la cinquième côte. Si donc on avait admis dans ces trois cas, d'après les calculs statistiques, la limite supérieure du foie au niveau du mamelon, on aurait commis deux erreurs que l'emploi de la percussion fit éviter.

Il n'est pas vrai de dire, comme quelques-uns le prétendent, que le bord inférieur du foie suit d'une manière en quelque sorte servile le rebord des fausses côtes; car, ainsi que l'observe M. *Cruveilhier*, « il déborde plus ou moins chez la plupart des femmes la base du thorax, descend jusque dans la fosse iliaque droite, et même atteint le détroit supérieur sans lésion aucune de sa substance. »

L'extension du foie à gauche est loin d'être toujours la même ; il dépasse à peine dans quelques cas la ligne médiane, tandis qu'il se confond parfois avec la rate : et pour faire voir combien cette limite est variable, je n'ai qu'à puiser dans les expériences qui m'ont fourni les faits dont je viens de parler; deux fois l'organe de la sécrétion biliaire s'étendait à 8 centimètres de la ligne médiane, une autre fois il ne dépassait cette ligne que de 4 centimètres.

Il n'existait pas de moindres différences dans

les mesures de la hauteur du foie sous l'aisselle, sous le mamelon et sur la ligne médiane. En effet, tandis que nous avions trouvé dans la première expérience les chiffres, 5, 4 $^1/_2$, 3, la deuxième nous avait donné 7, 5 et 3, et la troisième enfin 6, 5 et 4.

Donc il est indispensable de faire usage de la percussion toutes les fois qu'il s'agit d'apprécier d'une manière rigoureuse, chez un sujet donné, la position, la forme, le volume du foie.

Procédé opératoire.

La percussion médiate du foie devra être faite le malade étant à jeun. La présence d'aliments dans l'estomac peut rendre difficile ou même tout à fait impossible la limitation du foie du côté gauche. Peut-être parviendra-t-on à vaincre quelquefois cette difficulté en faisant asseoir le malade; on prendrait la même précaution pour peu qu'on soupçonnât que des matières solides ou liquides fussent contenues dans quelque partie de l'intestin avoisinant le foie.

Comme il n'est pas possible, ainsi qu'on l'a pu voir, de déterminer *à priori* l'étendue de cet organe, j'admettrai, par hypothèse, que la base du cœur répond à la ligne médiane et que le lobe gauche du foie dépasse à peine cette ligne de quelques centimètres. Je supposerai, en outre, que le ventricule sépare le foie de l'organe splénique. Cela posé, voici les règles qu'il conviendra de suivre :

On mesurera le foie sur plusieurs points de son étendue : 1° au niveau du bord antérieur de l'aisselle (le malade étant couché sur le côté gauche) ; 2° au niveau du mamelon et 3° sur la ligne médiane (le malade étant couché sur le dos, les muscles du ventre tenus dans le relâchement).

On fera parcourir au plessimètre le trajet de trois lignes verticales et parallèles à l'axe du corps : l'une passera par le mamelon et s'étendra de la clavicule au bassin ; la deuxième suivra toute la longueur du bord antérieur de l'aisselle ; la troisième enfin fera suite à la ligne médiane et viendra tomber sur la symphyse du pubis.

Placé à la droite du malade, l'explorateur pratiquera sur la partie antérieure de la poitrine, et de haut en bas, en suivant la direction de la ligne mammaire, une percussion assez forte, jusqu'à ce que le foie trahisse sa présence en masquant le son clair du poumon. Cette percussion sera faite assez rapidement, afin que la transition des sons n'en soit que plus sensible. Une marque tracée sur la poitrine indiquera le point où le poumon cesse de résonner à toute profondeur (1) ; revenant alors sur ses pas, on s'assurera de nouveau qu'on ne s'est point trompé, et, pour s'en convaincre mieux encore, on percutera maintes fois immédiatement au-dessus et au-dessous de la marque indiquée, en ayant soin que les doigts qui percutent frappent le plessimètre le plus près possible de sa circonférence. Plus il faudra percuter fortement pour sentir la résistance du foie supérieurement, plus sera grande l'épaisseur de la lame pulmonaire qui le recouvre en cet endroit. Dès lors il deviendra facile d'apprécier, par une percussion de plus en plus modérée, jusqu'à quel point s'étend en bas la lame du poumon, car dès l'instant que, par une percussion même des plus légères, on ne percevra plus que de la matité, on en concluera que l'organe hépatique n'est plus séparé des parois du thorax que par le diaphragme. Aussi, à mesure que l'on se rapprochera davantage du bassin, le choc imprimé par les doigts devra-t-il devenir d'une faiblesse extrême ; à peine fau-

(1) Si l'épaisseur du sein droit chez la femme apportait un obstacle à ce qu'on pût trouver sur la ligne mammaire le point correspondant du foie supérieurement, on se conduirait conformément aux règles exposées plus haut (p. 173 et 174).

dra-t-il faire plus que laisser glisser le doigt sur le plessimètre, que l'on ramènera de bas en haut pour obtenir des résultats inverses aux précédents. C'est en répétant quelquefois cette manœuvre avec les précautions ci-dessus indiquées pour le bord supérieur du foie, qu'on distinguera parfaitement le son clair du tube digestif du défaut de son, quelque faible qu'il soit, du rebord inférieur du foie.

Je me hâte d'ajouter qu'il peut être commis facilement des erreurs alors qu'une anse intestinale se rencontre en dehors du foie sous le cerceau cartilagineux des côtes (1). Si cette circonstance venait à se présenter, on n'aurait qu'à déprimer l'intestin pour rapprocher le plus possible le plessimètre de l'organe sécréteur de la bile.

Lorsque le rebord inférieur du foie est très-mince, il faut pour le découvrir pratiquer une percussion extrêmement légère; encore même,

(1) J'ai rencontré une fois seulement une disposition de ce genre. J'avais introduit des carrelets dans le sujet, et j'en faisais l'ouverture en présence de nombreux témoins, lorsque l'un d'eux m'annonça que je m'étais trompé. Cette erreur n'était qu'apparente, car le rebord inférieur du foie se trouvait placé en arrière d'une anse intestinale, et le carrelet qui l'avait traversée de part en part tombait exactement sur la limite de la glande hépatique, ce qu'il fut aisé de constater en soulevant l'intestin.

en procédant ainsi, ne trouve-t-on pas toujours d'une manière bien tranchée la limite que l'on recherche; tellement, que j'ai entendu rapporter quelquefois par des élèves l'obscurité du son qui se produit aux cartilages eux-mêmes. On se convaincra du contraire en percutant les points semblables de la cage osseuse du côté gauche, car on obtiendra par la même percussion une qualité de son bien différente de celle du côté droit; ce sera là une résonnance tympanique.

Les règles que je viens de tracer sont plus que suffisantes pour guider l'explorateur dans l'étude plessimétrique du foie au niveau des lignes axillaire et sterno-pubienne. On pourra d'ailleurs les compléter par ce que j'ai dit à l'occasion du cœur; je me suis assez étendu sur ce sujet pour n'avoir pas besoin d'y revenir.

Mais ce ne sont pas seulement les divers diamètres de la hauteur du foie qu'il importe de découvrir, il n'est pas moins utile de connaître ses dimensions d'un côté à l'autre. On percutera dans ce but assez légèrement de gauche à droite, le plus près possible du bord inférieur du cœur, jusqu'à la rencontre d'un son obscur, et pour plus de précision, on recherchera un autre point du pourtour du foie, en suivant de gauche à droite et de dehors en dedans le trajet d'une ligne qui partagerait la portion de la circonférence inférieure du foie comprise entre le cœur et la ligne sterno-pubienne.

Il ne restera plus qu'à réunir entre elles toutes les lignes qu'on aura tracées tant en bas qu'en haut et sur le côté gauche, pour avoir une figure exacte des dimensions comme de la forme du foie.

Le procédé opératoire qui vient d'être indiqué sera suffisant si l'on a égard aux conditions dans lesquelles je me suis placé relativement à la position du cœur, du foie, de l'estomac et de la rate; mais si le lobe gauche du foie s'étendait jusqu'au niveau de la pointe du cœur, on pourrait prolonger par la pensée le rebord supérieur du foie déjà connu, et on procéderait ensuite comme il a été dit.

Enfin, si le foie touchait exceptionnellement à la rate, il serait encore facile de faire la part de ce qui appartient à chacun de ces organes en les limitant l'un et l'autre.

L'épaisseur du foie n'est pas toujours la même, ai-je dit; l'ouverture de quelques cadavres prouve la vérité de cette assertion. Tantôt, en effet, le lobe gauche est excessivement mince, tantôt, au contraire, il est assez épais. On en peut dire autant du rebord antérieur du foie.

On appréciera toutes ces différences à la sensation plus ou moins grande qu'on éprouvera en percutant ces différentes parties.

Les applications pratiques de la percussion à l'étude du foie se rapportent à ses changements de position, de volume, de consistance, de forme, etc.

1° *Changements de position.* Le foie peut s'élever plus haut que de coutume aux dépens de la cavité thoracique ; par contre il est susceptible, en s'abaissant plus ou moins dans l'abdomen, de favoriser l'agrandissement de la cavité pectorale.

De ce que j'ai dit ailleurs, on peut conclure que le foie est plus élevé que d'habitude quand il surmonte la cinquième côte de 3, 4, 5 centimètres, par exemple ; qu'il est abaissé plus que de coutume, au contraire, quand il dépasse de 3, 4, 5 centimètres, etc., le rebord des fausses côtes.

Les exemples d'élévation plus ou moins considérable du foie sont nombreux (1) ; mais les

(1) On peut lire dans les Commentaires de Corvisart (p. 6 et suiv.) l'observation d'un jeune soldat chez lequel la partie latérale droite de la poitrine n'avait présenté, aux derniers

exemples d'un abaissement même considérable ne sont pas rares (1); toute cause tendant à

jours de sa vie, aucune résonnance, si ce n'est tout à fait en haut. L'ouverture du cadavre fit voir un développement très-considérable du foie, avec refoulement si grand de cet organe en haut, qu'il remontait jusqu'au niveau de la troisième côte. Le diaphragme n'était point rompu; mais il était très-aminci, et on en déchirait des portions avec la plus grande facilité.

(1) Un homme d'une quarantaine d'années, d'une forte constitution, à parois thoraciques et abdominales très-larges, portait depuis plusieurs mois un empyème dans le côté droit de la poitrine. Il n'avait subi aucun traitement pour cette maladie, malgré laquelle il n'en continuait pas moins ses travaux. Cependant, s'apercevant que sa difficulté de respirer augmentait tous les jours davantage, il se fit transporter à l'hôpital de la Pitié, où l'anhématosie paraissant imminente; on proposa l'opération de l'empyème pour le lendemain. Malheureusement elle ne fut point pratiquée, car la mort arriva le soir même.

J'avais entendu pendant la vie en avant et en haut, du côté droit, une respiration excessivement faible, et j'avais trouvé le même signe en arrière contre la colonne vertébrale jusqu'à la cinquième vertèbre dorsale environ. La percussion m'avait donné sur les points correspondants, une résonnance très-faible, mais évidente. Partout ailleurs je n'avais obtenu que de la matité sans déplacement, jusqu'au rebord gauche du sternum. Il m'avait été impossible de limiter le foie en haut; mais j'avais trouvé son bord inférieur énormément abaissé et parallèle au rebord des fausses côtes droites, dont il était éloigné de 15 centimètres. Le lobe gauche dépassait de 8 centimètres la ligne médiane.

Avant de procéder à la nécroscopie, je percutai le cadavre, qui me donna les mêmes résultats que la veille; j'annonçai que nous trouverions le poumon droit adhérent en avant au niveau des deux ou trois premières côtes, et que nous le trouverions en outre appliqué contre la colonne vertébrale, dans la moitié de la hauteur de la colonne thoracique. J'indiquai sur les téguments, avec de l'encre, la limite du rebord agrandir la cavité thoracique refoule en bas le diaphragme qui refoule à son tour le foie. Celui-ci cesse de correspondre presque complétement dans quelques cas à l'hypochondre droit, témoin l'observation de pneumothorax déjà citée (p. 135); d'autres fois, tout en occupant une grande partie de cet hypochondre, le foie ne s'étend pas moins à 5, 10 et 15 centimètres, etc., au-dessous de sa place ordinaire.

2° *Changements de volume du foie.* J'ai déjà dit que le foie est celui de tous les organes qui présente le plus de variétés dans son volume ; c'est assez dire qu'on ne peut pas déterminer d'une manière rigoureuse à quel point précis commence l'atrophie ou l'hypertrophie de cet organe. Néanmoins, les mesures indiquées par M. *Piorry* résultant de l'examen d'un très-grand nombre de malades, méritent une sérieuse attention.

A. *Diminution de volume du foie.* Toutes les fois que l'organe hépatique présentera chez un adulte des dimensions manifestement inférieures à celles que j'ai déjà fait connaître, on pourra le regarder comme atrophié.

Ce n'est pas toujours l'organe tout entier

inférieur du foie. MM. *Delpech* et *Gaubric*, internes des hôpitaux, constatèrent les mêmes faits. Le cadavre fut ouvert. Tout ce qui avait été prédit fut confirmé.

qu'on trouve réduit dans son volume, mais bien un de ses lobes, et le plus souvent c'est le gauche (1).

B. *Augmentation du volume du foie en général.* Lorsque les dimensions du foie excéderont les mesures que j'ai indiquées au commencement de cet article, on sera en droit de les considérer comme anormales. Cette augmentation de volume peut être la conséquence, soit d'une congestion sanguine simple, soit d'une hypertrophie, soit encore de divers produits accidentels qui se développent dans le tissu du foie, tels que des hydatides, par exemple : la percussion est parfois susceptible d'apporter quelque lumière dans le diagnostic différentiel de ces états morbides.

Hépatite avec augmentation de volume, hyperhépatohémie.

S'agit-il en effet de congestions du foie actives ou passives, qui augmentent considérablement

(1) J'en ai observé un exemple très-remarquable chez une vieille femme de la Salpêtrière, dont le lobe gauche du foie présentait une languette très-mince. Cette languette n'était même pas sur la continuation de la ligne du rebord supérieur du lobe droit qui la dépassait en haut de 4 à 5 centimètres, tellement que cette anomalie de forme m'avait porté à soupçonner, avant ouverture, une tumeur du lobe droit.

dans quelques circonstances le volume de cet organe (1), la percussion permet de constater d'un jour à l'autre des différences de volume. Que de fois n'ai-je pas été témoin dans le service de M. *Piorry* de ces décroissances de volume rapides dans l'hépatite, dans la simple congestion sanguine surtout, à la suite d'une saignée générale ou d'un purgatif énergique!

Hypertrophie du foie.

Cet état pathologique se distingue du précédent, en ce que le foie ne diminue pas de volume sous l'influence des émissions sanguines ou des purgatifs. C'est encore la percussion qui permet de constater cette persistance de volume. Le foie déborde alors, pour la plupart du temps, les fausses côtes, et il s'étend d'un hypochondre à l'autre sans former de tumeur circonscrite. L'hypertrophie du foie pourra, dans quelques cas, n'être pas distinguée d'une tumeur hydatique, aplatie, non circonscrite, peu élastique, bornée à une partie de la région hépatique.

Que si, au contraire, la tumeur hydatique est

(1) Le foie peut alors présenter de 5 pouces 1/2 à 8 pouces sous l'aisselle; de 4 1/2 à 7 sous le mamelon; de 3 à 6 à l'épigastre, et il s'étend largement à gauche.

globuleuse, élastique, saillante et rénitente, il sera moins difficile de la distinguer de l'hyperhépatotrophie; mais loin de s'en tenir aux résultats d'un premier examen, on le renouvellera maintes fois, au contraire, durant la marche de la maladie. Dans l'hypertrophie, le foie pourra bien augmenter de volume, mais il ne perdra rien des caractères indiqués plus haut; dans le cas d'hydatides, au contraire, la tumeur pourra gagner la périphérie du foie, faire saillie à travers les parois abdominales, devenir fluctuante, et donner lieu aux caractères qui sont propres aux acéphalocystes (p. 46 et suiv.).

3° *Changements de consistance.* On les observe dans toutes les maladies que je viens de passer en revue; aussi le foie est-il plus dur à la percussion lorsqu'il renferme plus de sang qu'à l'état normal. Il en est de même lorsque des productions cancéreuses d'un certain volume se sont formées dans la glande hépatique.

4° *Changements de forme.* Du reste, ces productions cancéreuses produisent souvent des déformations qui sont souvent aussi la conséquence de l'hypertrophie. C'est tantôt le lobe gauche et tantôt le lobe droit qui sont le siége de ces déformations que la percussion fait connaître.

§ II. VÉSICULE DU FIEL.

Située à la face inférieure du lobe droit du foie, elle déborde le plus souvent le bord antérieur de cet organe, et répond aux parois abdominales au niveau du bord externe du muscle droit, immédiatement au-dessous du rebord cartilagineux des côtes, au voisinage de l'extrémité antérieure de la dixième côte.

Les différences de forme et de situation du foie influent sur la situation du fond de la vésicule. Elle dépasse si peu le rebord du foie à l'état normal, que la percussion ne saurait alors faire reconnaître sa présence ; mais il n'en est pas de même à l'état pathologique. Alors, en effet, la vésicule biliaire acquiert des dimensions trois, quatre, cinq fois plus considérables, et cela s'observe dans les cas de rétention de bile par un obstacle situé dans le canal cholédoque, ou dans l'oblitération du col de la vésicule par un calcul.

Procédé opératoire.

Avant de songer à limiter la vésicule, on déterminera avec le plus grand soin la limite inférieure du foie ; et puis, après avoir indiqué cette limite avec de l'encre, on conduira transversalement le plessimètre de droite à gauche et de gauche à droite alternativement, le long de la glande hépatique. Si la vésicule ne la déborde pas, la percussion donnera sur tous les points le son des intestins; il n'en sera pas de même si la vésicule est assez volumineuse. Dans ce cas, en effet, on rencontrera dans une étendue plus ou moins considérable, un caractère de son particulier qui contrastera d'autant plus avec la résonnance tympanique, que la vésicule sera plus fortement distendue. Cette percussion pourra être pratiquée avec deux doigts ou même avec un seul; si l'on se sert de deux doigts, on les dirigera suivant un plan parallèle à l'axe du corps. Les points correspondants aux limites droite et gauche de la vésicule seront indiqués avec de l'encre, après quoi on percutera de haut en bas et de bas en haut alternativement, en suivant la direction d'une ligne qui divise en deux parties égales le diamètre transverse de la vésicule. La ligne de démarcation existant entre le fond de ce réservoir et l'intestin, sera parfaitement reconnaissable aux différences de son et d'élasticité.

Si l'espace où l'on trouve l'obscurité de son présente la forme semi-circulaire, et s'il existe sur le point correspondant au siége ordinaire de la vésicule, il est presque certain que c'est elle qu'on aura limité. « Il en sera surtout ainsi, dit M. Piorry, lorsque le bruit hydraérique se rencontrera sur l'espace occupé par le son mat, et lorsque le malade étant couché sur le côté gauche (position qui permet aux liquides de l'estomac et des intestins de se porter à gauche), la matité dont il s'agit persistera. » (*Diag.* n° 1824.)

Une anse d'intestin pouvant se placer entre la vésicule et les parois abdominales, on déprimera l'intestin, afin d'arriver ainsi jusqu'à la vésicule.

La tumeur biliaire peut-elle être confondue avec une tumeur hydatique du foie? L'erreur est à peine possible; car, indépendamment des symptômes qui la précèdent (ictère, hépatite, coliques hépatiques), elle peut disparaître par la pression pour se former ensuite de nouveau. D'ailleurs, la tumeur biliaire gagne plutôt en se développant l'ombilic et l'hypogastre que les autres régions de l'abdomen, et elle ne donne point lieu au frémissement hydatique.

Calculs biliaires.

On assure, dit M. Cruveilhier, avoir entendu le bruit des calculs qui se choquaient sous l'action de la main ; il ne me répugne nullement de le croire, et dans de pareilles circonstances je ne doute pas que ces bruits fussent rendus encore plus sensibles au moyen de la percussion plessimétrique.

§ III. Rate.

Disposition anatomique. La rate est profondément située dans l'hypochondre gauche, au-dessous du diaphragme, au-dessus du colon descendant, entre la grosse tubérosité de l'estomac et les cartilages des fausses côtes, au-devant de la capsule surrénale correspondante, et de la partie supérieure du rein du même côté.

La face externe de la rate, qui répond pour l'ordinaire aux neuvième, dixième et onzième côtes, est séparée supérieurement, par le diaphragme, d'une lame mince du poumon. On la voit assez souvent recouverte presque complétement par le foie prolongé en languette. (Cruveilhier.)

La face interne de la rate est divisée par ce qu'on appelle sa scissure en deux portions inégales; l'antérieure, qui est la plus grande, répond tout entière au grand cul-de-sac de l'estomac, et l'extrémité gauche de la glande hépatique arrive quelquefois jusqu'à elle.

La partie postérieure de la face interne de la rate, située derrière la scissure, est appliquée sur le côté gauche de la colonne vertébrale.

Sa circonférence correspond en haut à l'aponévrose diaphragmatique, en bas à l'angle formé par les colons transverse et descendant, en avant à l'estomac, et en arrière au rein, qu'elle recouvre quelquefois dans toute sa longueur.

Dans l'état de plénitude de l'estomac, la rate change de direction; elle devient horizontale, de verticale qu'elle est dans le cas contraire; son extrémité postérieure regarde en arrière, son extrémité antérieure en avant; la pesanteur spécifique de la rate est moindre que celle du foie; son volume ne peut être rigoureusement déterminé, tant il présente de nombreuses différences suivant l'âge et les individus et relativement à certaines conditions physiologiques; toutefois, *Meckel* et M. *Piorry* donnent à la rate en général environ 4 pouces de long sur 3 de large et un peu moins d'épaisseur. Elle m'a présenté rarement chez l'adulte moins de 3 pouces 1/2 à 3 pouces 9 lignes de hauteur.

Comme la présence de matières solides ou liquides contenues dans l'estomac ou dans les intestins, apporte parfois quelque difficulté dans la mensuration de la rate, on retardera tout examen jusqu'à ce que le ventricule ainsi que l'intestin soient parfaitement libres.

Procédé opératoire.

On fera placer le malade sur le côté droit, les jambes fléchies, le bras gauche éloigné du tronc, ou bien encore on le laissera couché horizontalement sur le dos, en ayant soin de lui faire dépasser un peu le bord du lit, afin de n'être point gêné dans l'examen plessimétrique. Le bord inférieur du cœur, le lobe gauche du foie, la grosse tubérosité de l'estomac et la base du poumon gauche seront limités avec exactitude; après quoi on fera parcourir au plessimètre, qui déprimera les parties molles, le trajet d'une ligne qui du sommet de l'aisselle viendra tomber sur la crête iliaque antéro-supérieure, ou même quelquefois un peu en dedans de cette crête. C'est en percutant avec une certaine force et de haut en bas le long de cette ligne, qu'on rencontrera, sur un point plus ou moins rapproché de la neuvième côte, le bord supérieur de la rate, reconnaissable tant à la sensation de résistance qu'elle donne, qu'à l'altération évidente du son clair du poumon.

Dès cet instant, il sera facile d'apprécier, en

percutant avec des degrés de force variés, l'épaisseur de la lame du poumon, dans les différents points de sa hauteur et l'étendue qu'elle occupe sur la face externe de la rate. Au moment où celle-ci n'est plus séparée des parois thoraciques que par l'intermédiaire du diaphragme, elle devient sensible à la percussion la plus légère; mais bientôt on arrive à l'extrémité inférieure de la rate, au-dessous de laquelle on perçoit le plus ordinairement une résonnance assez claire; cependant il ne faut pas croire qu'il soit toujours très-facile de déterminer par en bas la limite de l'organe, car il est des cas où l'extrémité gauche du colon transverse, distendu par des matières fécales, donne lieu à une matité plus ou moins marquée; j'ai déjà dit quelles précautions il convient de prendre en pareille circonstance.

La hauteur de la rate une fois déterminée, on percutera suivant une ligne horizontale qui mesurera l'intervalle compris entre le sternum et la partie moyenne du grand diamètre splénique. C'est sur un point quelconque de cette ligne, que par une percussion assez légère pratiquée de droite à gauche, on trouvera une ligne de démarcation tranchée, qui séparera la résonnance de l'estomac de la matité de la rate. Enfin, pour porter encore plus loin la précision touchant la position, la forme et le volume de l'organe, on recherchera quatre autres points de sa circonférence dans l'intervalle des premiers.

La circonscription de la rate en arrière est le plus souvent impossible; mais on sait que la colonne vertébrale et le rein s'opposent à ce qu'elle s'étende dans ce sens; d'ailleurs il suffit à la rigueur de connaître ses dimensions en haut, en bas et en avant.

On peut se faire une idée de l'épaisseur et de la densité de la rate, en la percutant alternativement avec des degrés variés de force et de faiblesse.

Si la rate se soustrait, dans quelques cas, aux recherches de l'explorateur, on peut en inférer que ses dimensions sont petites. Si l'extrémité gauche du foie s'étend plus ou moins loin sur la face externe de la rate, ce qui du reste est excessivement rare, on conçoit combien la limitation de cette dernière en sera plus difficile. Mais si le foie ne dépasse pas le bord antérieur de la circonférence splénique, on fera la part de ce qui appartient à l'un et à l'autre de ces organes.

Lorsque, le lendemain d'une première exploration, on percutera la rate de nouveau, on mettra ses soins à ce que le malade soit placé dans la même attitude que la veille.

C'est à dessein que j'ai minutieusement décrit la situation de la rate et le procédé opératoire que réclame, à l'état physiologique, la mensuration de cet organe, parce que ces connaissances préliminaires sont un premier degré qu'il faut franchir avant de pouvoir s'engager dans une question de la plus haute importance pratique : j'ai nommé les fièvres d'accès.

La rate joue-t elle un certain rôle dans ces fièvres intermittentes, ou bien leur est-elle étrangère ? Il appartient à la percussion plessimétrique bien faite et à la percussion toute seule de résoudre ce problème ; car, dans l'immense majorité des cas, l'inspection, la mensuration et la palpation sont complétement insuffisantes, tandis qu'il en est tout autrement de la plessimétrie, qui nous permet d'acquérir à toute heure des notions précises sur l'état matériel de la rate. Je dis des notions précises, parce qu'elles sont indispensables à connaître pour pouvoir dire avec certitude quel est le volume de la rate, avant, pendant, après un accès bien franc, bien légitime de fièvre intermittente ; notions encore indispensables à se procurer, si l'on veut connaître l'action et la valeur de quelques médicaments sur le volume de la rate. Est-il nécessaire d'ajouter que ces notions importent encore au praticien, qu'elles éclairent dans le but de savoir quels sont les moments les plus favorables à l'administration du remède, après quel temps il a cessé d'agir, à quelles doses et à quels intervalles il faut y recourir, à quel moment il convient d'en cesser l'emploi ; toutes questions aussi nombreuses qu'intéressantes, parce qu'elles ont été résolues sans réplique par la percussion médiate, et voici les conclusions qu'on peut déduire des travaux de M. *Piorry* sur ce sujet.

1° Dans toute fièvre intermittente bien caractérisée, bien légitime, et quel qu'en soit le type (quotidienne, tierce, quarte, etc.), on trouve la rate augmentée plus ou moins de volume.

2° Le même organe examiné sur des sujets qui n'ont éprouvé que deux ou trois accès fébriles, a déjà dépassé le volume normal.

3° Celui-ci présente des dimensions plus grandes durant l'accès fébrile que dans la durée de l'intermittence, *surtout lorsque la rate est déjà volumineuse par suite d'accès antérieurs.* (Cruveilhier, *Anat. descr.*, t. II, p. 601.)

4° Si l'on n'oppose aucun traitement à l'état pathologique de la rate, il se peut faire que son volume diminue ; mais cette diminution, quand elle aurait lieu, sera lente, et il est plus fréquent de voir l'hypersplénotrophie faire des progrès.

Quoi qu'il en soit, s'il n'est pas toujours indispensable, il est au moins prudent d'employer une médication : 1° pour guérir, 2° pour prévenir le retour des accès.

5° Or l'expérience a démontré que la médecine expectante, que les saignées, les purgatifs, ou même la diète, diminuaient rarement le volume de la rate, tandis que le sulfate neutre, le citrate ou le sulfate acide de quinine étaient les antifébrifuges par excellence.

6° L'expérience a démontré de plus que les sels de quinine agissaient d'autant plus rapidement qu'ils étaient plus solubles, et que par conséquent il n'était pas indifférent de faire usage de telle préparation ou de telle autre, suivant qu'on voulait obtenir un résultat plus ou moins rapide.

7° La plessimétrie, en indiquant l'état physique de la rate, permet de mesurer en quelque sorte les doses médicamenteuses qu'il faut prescrire. Le sel de quinine exerce une influence d'autant plus marquée sur le volume de la rate, qu'il est administré à de plus fortes doses. Son action est à peu près épuisée dans la première demi-heure qui suit son administration, et dans ce court espace de temps on peut suivre assez exactement la diminution progressive du volume de la rate.

8° Les accès fébriles diminuent d'intensité à mesure que la rate se rapproche davantage du volume qu'elle avait avant la maladie.

9° Le retour des fièvres intermittentes chez des individus ayant eu déjà, à des époques plus ou moins éloignées, des accès fébriles periodiques, s'explique par la persistance du volume anormal de la rate; c'est au moins ce que la percussion a révélé, et c'est aussi ce qui a fait dire à M. *Piorry* que dans des cas de cette nature *la guérison peut bien être apparente, mais nullement réelle.* (*Traité de diagn.* n° 1924.)

10° L'action du quiquina est la même dans les fièvres intermittentes des divers types, et si l'on est assez heureux, par exemple, pour ramener la rate à l'état sain dans l'intervalle d'une fièvre tierce, quarte, etc., la fièvre qu'on attendait avorte.

Mais la plessimétrie n'a pas borné là ses applications; elle a de plus appris que, dans les cas que je viens de citer, il fallait s'appuyer, pour porter un pronostic certain, moins sur la fièvre elle-même que sur l'état matériel de la rate.

Elle a permis de diagnostiquer une fièvre intermittente pernicieuse chez des individus incapables de fournir le moindre renseignement.

Elle a fait constater la coexistence de l'augmentation de volume de la rate avec certains états organo-pathologiques des poumons, du tube digestif, etc.

Elle a fait voir enfin que dans quelques cas de splénalgie ou de splénite, on rencontrait la rate augmentée de volume.

A. *Changements de place de la rate.* On a cité des exemples de changements de position si remarquables de la rate qu'on l'a vue tomber dans le petit bassin (Van Swieten, Aphor. de Boerhaave, t. I, p. 225). Si des cas pareils venaient à se présenter, il est bien certain qu'on ne rencontrerait à la place qu'occupe ordinairement cet organe que des qualités de son en rapport avec les conditions physiques du poumon et de l'estomac.

B. *Changements de forme de la rate.* Les changements de forme de la rate, quand par hasard il en existe, sont aussi bien indiqués par la percussion médiate que le sont les changements de volume de cet organe.

Est-il besoin de dire en terminant ce chapitre que les degrés d'épaisseur et de densité de la rate peuvent être appréciés assez exactement, tant par la matité qu'elle fournit que par la résistance qu'elle oppose à la main qui percute?

§ IV. Utérus.

Disposition anatomique. L'utérus est situé dans l'excavation du bassin, entre le rectum et la vessie. Son axe se confond avec celui du détroit supérieur du bassin ; il est donc oblique de haut en bas et d'avant en arrière. Tandis que la face antérieure de l'utérus répond à la vessie, dont elle est le plus souvent séparée par quelques anses intestinales, son bord supérieur se trouve recouvert par les circonvolutions inférieures de l'intestin grêle.

Il résulte de ce qui précède que la matrice s'éloigne beaucoup des parois abdominales, à tel point qu'à l'état normal elle est inaccessible à la palpation.

Les mêmes motifs la déroberont toujours à la plessimétrie. Comment pourrait-on espérer en effet de l'atteindre et de la limiter, alors qu'étant peu volumineuse, elle est si profondément située dans la région hypogastrique et si bien protégée comme on vient de le voir? On devra donc s'attendre à trouver le plus communément de la sonorité sur tous les points de l'excavation du bassin où l'on pourra porter le plessimètre ; l'absence de toute obscurité, de toute matité, indiquera que l'utérus n'est point ou n'est qu'à peine augmenté de volume.

Procédé opératoire.

Quelle que soit l'étude à laquelle on se livre pour arriver à la connaissance des conditions physiques de cet organe, on fera fléchir fortement aux sujets qu'on examine les cuisses sur le bassin, afin que les muscles abdominaux soient dans le plus grand relâchement possible, et le plessimètre sera dirigé perpendiculairement à l'axe du détroit supérieur du bassin. Du reste, on ne devra procéder dans aucun cas à l'exploration de la matrice, qu'après s'être assuré que le rectum et la vessie sont vides, car dans les circonstances opposées, ces organes pourraient donner lieu à de graves méprises.

1° *Application de la percussion à la grossesse.* Comme les signes de la véritable grossesse ne sont pas toujours si évidents qu'ils ne puissent induire en erreur la malade aussi bien que le médecin, celui-ci ne devra jamais se prononcer sans avoir préalablement interrogé la percussion. Cette méthode ne résoudra pas toujours, il est vrai, la difficulté, mais au moins le médecin n'aura rien négligé pour découvrir la vérité. Sans doute l'utérus, distendu par le produit de la conception, ne donnera pas lieu dans bien des circonstances à des résultats plessimétriques différents de ceux de la plupart des lésions organiques de l'utérus, des trompes ou des ovaires, qui peuvent simuler la grossesse; mais à côté de ces états pathologiques, on en trouvera d'autres sur la nature desquels la percussion ne devra pas laisser le moindre doute. Ai-je besoin de citer la tympanite intestinale? Croirait-on que cet état pathologique en a imposé à des accoucheurs distingués (1), lorsqu'il leur eût suffi de frapper une fois l'abdomen pour ne plus songer à la grossesse, ou au moins à une grossesse avancée? Dans l'état actuel de la science, ce serait être coupable d'ignorance ou de légèreté que de com-

(1) « Une jeune dame éprouve tous les symptômes de la grossesse; le célèbre Levret n'en doutait nullement, et Lorry, son médecin, affirmait qu'il sentait les mouvements du fœtus. Levret étant mort sur ces entrefaites, Baudelocque, choisi pour remplacer cet accoucheur, déclare que ces mouvements ne sont pas ceux d'un fœtus; et après avoir pratiqué le toucher, il affirme qu'il n'y a qu'une *tympanite intestinale!* Lorry persiste dans son opinion, se fondant surtout sur la bonne santé apparente de la dame.

« Vingt-quatre heures après, de violentes coliques sont suivies de l'expulsion de beaucoup de gaz, et de l'affaissement complet du ventre. » (Briand, *Man. de méd. lég.*, p. 137.)

mettre des fautes de cette nature. A quelles conséquences ne peut pas conduire, d'ailleurs, en médecine légale, une erreur si grossière de diagnostic !

On sait que le volume des parois de l'utérus d'abord, ensuite sa cavité, ne tardent pas à s'accroître après la fécondation ; toutefois, ce n'est guère que vers la fin du deuxième mois que la percussion peut apporter quelque lumière dans le diagnostic de la grossesse. A cette époque, il est vrai, l'utérus est situé profondément dans l'excavation du bassin, et il exige pour être reconnu infiniment de soins; aussi M. *Piorry* recommande-t-il d'explorer alternativement avec une percussion superficielle et profonde, toute la région hypogastrique, en déprimant les parois abdominales doucement, lentement et sans percuter, jusqu'à ce que l'instrument soit porté le plus près possible du plancher du bassin ; c'est alors seulement qu'il convient de pratiquer la percussion au niveau de l'excavation pelvienne. On agit de même au niveau des fosses iliaques et de la région ombilicale, dans le but d'apprécier les différents degrés de mollesse ou de dureté, de résistance ou d'élasticité, que peuvent offrir l'utérus d'une part, et de l'autre les organes circonvoisins. On voit donc que, pour obtenir de pareils résultats, il faut faire suivre au plessimètre la direction de trois lignes partant l'une de l'appendice xiphoïde, les deux autres chacune de l'épine iliaque antéro-supérieure, et aboutissant toutes à la symphyse du pubis. En procédant ainsi, on reconnaît assez bien la matrice à l'obscurité de son qu'elle fournit, obscurité bien évidente, pour peu qu'on la compare à la résonnance normale de l'intestin grêle et du gros intestin. A mesure que la grossesse fait des progrès, les signes plessimétriques deviennent de plus en plus tranchés, et déjà, vers la fin du troisième mois, on trouve le son de la matrice au niveau du détroit supérieur ou même un peu plus haut. Vers le quatrième mois, la matité se rapproche davantage de l'ombilic; elle augmente d'étendue dans tous les sens, ce qui n'empêche pas que, pour la limiter supérieurement et sur les côtés, dans la plus grande partie de sa circonférence, il faut encore déprimer les parois abdominales jusqu'à ce que le plessimètre se trouve arrêté par le globe utérin. Au-dessus du pubis, où l'utérus touche directement aux parois de l'abdomen, toute dépression est inutile. Non-seulement la percussion indiquera d'une manière certaine les augmentations successives de volume de l'utérus, mais encore elle fera connaître parfaitement et sa forme et sa position ; elle apprendra de plus assez exactement l'époque probable de la grossesse, et dans ce sens elle évitera, dans quelques cas, de prendre ce qu'on a appelé les *fausses douleurs* pour les *douleurs vraies* de l'enfantement. Les accoucheurs n'ignorent pas, en effet, que certaines femmes éprouvent, à une époque encore assez éloignée du terme de la parturition, des douleurs assez vives vers l'utérus, les lombes, la vessie, l'estomac, ensemble de symptômes qu'on a aussi désigné sous le nom de *faux travail.* J'insiste sur ce fait, parce qu'il est des circonstances où ces fausses douleurs sont accompagnées d'autres signes du côté de la matrice ou des enveloppes du fœtus, tellement que l'orifice de l'utérus se dilate, que les membranes se tendent et viennent s'appliquer contre le fondement ; circonstances, je le répète, qui mettent l'accoucheur dans le plus grand embarras. On ne saurait donc mettre en doute que c'est alors le cas, ou jamais, d'apprécier exactement le volume de l'utérus, et de comparer ce volume aux conditions physiques de la mère (1).

(1) Solayrès cite l'observation d'une femme que son accoucheur croyait à terme, et que lui-même jugea n'être enceinte que de sept mois, à cause du volume du ventre qu'elle présentait. (Voyez dans les *Annales d'obstétrique*, p. 9 et 10,

J'ai déjà parlé de la matité que fournit la matrice distendue par le produit de la conception, et de la résistance aux doigts qu'elle présente; je me hâte d'ajouter que cette résistance et cette matité n'existent pas toujours au même degré dans les différents points de la circonférence de l'utérus à une époque assez voisine, du reste, du terme de la grossesse, alors surtout que l'organe n'est ni trop distendu ni par trop contracté. Cette remarque, faite depuis longtemps par M. *Piorry*, n'est pas sans importance, quand on la considère sous le point de vue du diagnostic différentiel de la grossesse et de certains états pathologiques dont il sera bientôt parlé. En effet, la matité est plus considérable, plus sèche au niveau des régions de l'abdomen, correspondantes au siége du fœtus, et cette matité, cette résistance, se déplacent en même temps que le fœtus. Sur tous les autres points, au contraire, où le liquide seul est en rapport avec les parois utérines, on perçoit une fluctuation obscure et partielle qui rappelle assez bien celle que l'on rencontre dans quelques cas d'ascite. Du reste, les qualités de son dues à la présence du fœtus

tome 2e, la traduction française du docteur Andrieux de Brioude.)

sont variables, suivant que celui-ci affecte dans la cavité utérine telle ou telle autre position.

2° *Grossesse gémellaire, grossesse extra-utérine.* Je n'aborderai point les questions qui se rattachent à la grossesse double et aux variétés de grossesse extra-utérine, parce que je n'ai eu que rarement l'occasion d'en observer des exemples. Ce n'est pas que je n'aie souvent porté mes regards vers la maison d'accouchements de Paris, qui m'aurait fourni probablement des documents utiles ; mais, à la honte de notre siècle, l'entrée de cette maison est interdite à tout médecin, et cela, sous le vain prétexte de la morale et de l'humanité ! Tandis que, comme le dit fort bien M. *Velpeau*, les mœurs et l'humanité qu'on invoque ne sont outragées que par la stérilité d'une aussi belle institution. (*Art des accouchements*, notice historique.)

3° *Opération césarienne.* « Au terme de la grossesse, dit M. *Cazeaux* (*Art des accouch.*, p. 76. 1841), l'utérus est en rapport supérieurement avec la partie abdominale antérieure. Ce rapport n'est pas toujours immédiat ; il arrive quelquefois qu'une portion de la masse intestinale se glisse entre l'utérus et la paroi du ventre. Cela existait chez la femme sur laquelle M. Dubois a pratiqué en 1839 l'opération césarienne ;

et, comme le fait remarquer ce professeur, la possibilité de rencontrer cette anomalie doit rendre l'opérateur très-prudent dans les incisions. » J'ajouterai qu'elle lui fait un devoir de percuter l'abdomen avec beaucoup de soin, afin de mesurer aussi exactement que possible, avant l'opération, la distance qui sépare les intestins de la symphyse pubienne.

4° *Hémorrhagie utérine interne.* « Dans les cas d'hémorrhagie interne et lorsque la palpation ne peut distinguer une matrice trop molle, la percussion médiate pourra faire reconnaître la maladie et son degré. Le son mat s'étendra à une grande partie de la surface de l'abdomen et correspondra à la matrice dilatée ; la mesure de l'espace où la matité sera obtenue, donnera des lumières sur la quantité de sang accumulé dans l'organe. » (*Perc. méd.*, p. 257.) On n'oubliera pas cependant que l'utérus ne revient pas immédiatement à son volume naturel après l'accouchement. On tiendra compte de l'époque plus ou moins éloignée de la naissance de l'enfant, quand il s'agira d'estimer approximativement la quantité de sang que l'utérus peut contenir après une perte interne. On se souviendra aussi que l'utérus présente après l'accouchement une tumeur arrondie plus ou moins volumineuse, accessible à la percussion et remarquable par des alternatives de mollesse et de dureté, dues à l'état de dilatation ou de relâchement de l'utérus (1). Ce signe n'est pas sans importance en médecine légale, alors surtout qu'il n'est point isolé; il est constant dans les sept ou huit premiers jours qui suivent la délivrance. Au moment où je rédige cet article, j'ai sous les yeux le cadavre d'une femme qui vient de succomber quatre jours après l'accouchement, et dont l'utérus remplit complétement tout le petit bassin, ce que nous avions, du reste, reconnu avant de procéder à l'ouverture.

5° *Hydropisie de l'utérus* ou *hydromètre* (*hydrométrie*). Il est probable que si les anciens auteurs avaient pu faire usage de la percussion dans le diagnostic différentiel de la grossesse et de l'hydrométrie, ils auraient rencontré dans leur pratique moins de grossesses apparentes, et la double erreur dont il est fait mention dans le *Traité de médecine pratique* de P. Frank (2)

(1) Dans un cas de perte utérine après l'accouchement, M. le docteur Hureau constata que la matrice, très-développée du reste, donnait lieu, lors de l'hémorrhagie, à une matité plus marquée que lors du relâchement de l'utérus, quand la perte externe cessait.

(2) « Une princesse allemande d'un âge avancé, et qui n'était plus réglée, fut déclarée enceinte par son médecin et par un accoucheur; elle rendit par la vulve une énorme *quantité*

(traduction de Gaudereau, tome 4, p. 184), eût épargné peut-être à leurs auteurs des déceptions cruelles.

En effet, l'utérus, distendu seulement par un liquide, doit présenter sur tous les points de son étendue une matité uniforme et le même degré de résistance ou de mollesse ; elle doit donner lieu sur tous les points aussi, à une fluctuation sourde. Ici donc point de matité qui se déplace, comme elle le fait dans la grossesse, point de fluctuation partielle. Les signes plessimétriques de l'hydropisie de l'utérus ne recevront-ils pas encore quelque importance de la marche ordinairement lente de cette maladie ?

6° *Pneumatose utérine, tympanite utérine, physométrie* (*aérométrie*). Bien que tous les auteurs ne s'accordent pas à admettre l'existence de cette affection, toujours est-il qu'elle ne saurait être confondue avec la grossesse, car non-seulement elle ne présenterait point de fluctuation, mais encore elle donnerait à la percussion un son très-clair, en même temps qu'elle se ferait

d'eau, et la matrice ne tarda pas à s'affaisser. Un peu après, les mêmes symptômes se renouvelèrent ; on s'attendait à un flux de même nature que la première fois ; elle *accoucha* d'un enfant viable, au préjudice de la réputation des accoucheurs les plus expérimentés.» (Cit. de M. Orfila, *Traité de méd. lég.*, tome 1, p. 281.)

remarquer par une élasticité des plus évidentes; bien plus, on retrouverait autour de la matrice dilatée les nuances variées de la résonnance intestinale.

7° *Collection de gaz et de liquides dans la cavité utérine* (*hydraérométrie*). « S'il y avait en même temps de l'air et des liquides dans la matrice, on pourrait reconnaître le déplacement du fluide qui correspondrait aux variations de position du sujet. Le niveau sera encore plus manifeste et plus facile à obtenir dans ce cas, que cela n'a lieu dans les épanchements péritonéaux de liquides et de gaz. Ce déplacement, ce niveau, n'auraient jamais lieu ici que dans une étendue et dans une région correspondantes à celles de l'organe utérin. » (Piorry, *Diag.* tome 2, p. 488.)

8° *Corps fibreux de la matrice.* Puisque ces productions accidentelles sont susceptibles d'acquérir un volume plus ou moins considérable, la percussion les fera découvrir lorsqu'elles auront acquis les dimensions d'un utérus à deux mois de grossesse. A plus forte raison en sera-t-il ainsi lorsque ces productions égaleront la tête d'un adulte par exemple. Dans tous les cas, les tumeurs fibreuses de la matrice se distingueront de la grossesse et de l'hydrométrie en ce qu'elles ne présentent pas la plus petite fluctuation, et qu'elles donnent aux doigts une sensation de résistance beaucoup plus prononcée.

9° *Cancers utérins.* Il n'est pas rare d'observer chez les vieilles femmes des tumeurs cancéreuses de l'utérus ayant acquis un développement comme à deux mois, deux mois et demi de grossesse, ou comme à trois ou quatre mois ; la percussion donne alors une matité d'autant plus étendue que la tumeur est plus volumineuse.

10° *Polypes utérins.* Non-seulement ces tumeurs distendent quelquefois l'utérus comme le fait le produit de la conception, mais elles déterminent aussi des modifications tout à fait analogues à celles qui surviennent pendant la gestation. Les signes physiques de la percussion diffèrent peu de ceux qui sont fournis par des tumeurs cancéreuses de la matrice.

§ V. Ovaires.

Disposition anatomique. Ils sont situés de chaque côté de l'utérus dans l'épaisseur de l'aileron postérieur des ligaments larges, en arrière de la trompe de Fallope.

A l'état normal, ils sont inaccessibles à la percussion ; mais il n'en est pas toujours de même à l'état pathologique.

1° *Hydropisie enkystée de l'ovaire.* On a confondu cette affection avec l'hydropisie ascite. Nous verrons bientôt avec quelle facilité la sérosité se déplace dans l'ascite pour aller gagner les parties déclives ; nous verrons aussi qu'elle affecte la direction d'une ligne de niveau, que l'intestin surnage cette ligne, et que la matité due à l'épanchement est plus considérable à la partie inférieure. La tumeur enkystée de l'ovaire se déplace bien en totalité en se portant à droite, à gauche, en haut, en bas, suivant que le sujet prend telle ou telle attitude ; mais elle ne présente pas la ligne de niveau, elle est au contraire arrondie, et l'on rencontre le plus ordinairement tout autour d'elle le son des intestins. Elle ne donne pas lieu au bruit humorique, et la matité qu'elle fournit est la même sur tous les points et plus considérable que dans l'ascite. La tumeur enkystée de l'ovaire existe-t-elle à droite ? les intestins sont presque entièrement à gauche et *vice versâ.* Le kyste est-il recouvert complétement par le paquet intestinal ? on le limite encore avec facilité, pourvu qu'on ait le soin de déprimer les parois abdominales.

2° *Tumeurs fibreuses de l'ovaire.* Elles présentent une si grande analogie avec celles de l'utérus, qu'il est pour l'ordinaire impossible d'en déterminer le siége à l'aide de nos moyens d'investigation; ce que j'ai dit de la percussion appliquée aux corps fibreux de la matrice, trouve donc ici naturellement sa place.

§ VI. Reins (1).

Disposition anatomique. Les reins sont profondément situés de chaque côté de la colonne vertébrale.

Leurs dimensions ordinaires sont, au rapport de M. Cruveilhier, de 3 pouces 1/2 à 4 pouces de long, 2 de large et 1 d'épaisseur.

Aucun organe n'est moins susceptible d'éprouver des changements de position, aucun ne présente une densité aussi considérable, il n'en est aucun autre enfin qui, sous le point de vue de la percussion, mérite mieux d'être étudié dans ses rapports en avant, en arrière et dans sa circonférence.

Celle-ci est en rapport en dedans avec la colonne vertébrale, en dehors avec le colon, en haut avec des portions d'intestin ou avec une

(1) Ce paragraphe est extrait d'un mémoire que j'ai publié conjointement avec M. Piorry, dans l'*Examinateur médical* (tome 3, nº 19. 1843). Les recherches cadavériques me sont propres.

partie de l'estomac, en bas avec des anses intestinales. En avant, le rein droit est recouvert plus ou moins complétement par la glande hépatique, aussi bien que par la deuxième portion du duodénum et le colon lombaire correspondant.

Le rein gauche, de son côté, affecte des rapports plus ou moins étendus avec la rate et la grosse tubérosité de l'estomac.

En arrière et en dedans, le muscle grand psoas éloigne d'autant plus les reins de la colonne vertébrale, qu'on les examine plus inférieurement, et nous nous sommes assurés par de nombreuses recherches cadavériques faites à ce sujet, que tandis que les reins sont appliqués en haut contre la colonne vertébrale, ils s'en éloignent en bas de 2 centimètres environ. Mais cette face postérieure des reins ne touche pas seulement au psoas, elle répond en outre, dans la moitié de sa hauteur, au muscle diaphragme, qui la sépare des poumons et des deux ou trois dernières côtes. Ces rapports avec le diaphragme et le poumon ont lieu rarement dans la même étendue d'un côté comme de l'autre; on en comprendra sans peine la raison si l'on se rappelle que le rein droit descend ordinairement un peu plus bas que le gauche.

Dans le reste de son étendue, la face postérieure des reins est en rapport médiat avec le muscle carré des lombes, qui la sépare de la masse commune au sacro-lombaire et au long dorsal.

Nous ne saurions assez appeler l'attention sur les rapports que nous venons d'indiquer, et notamment sur ceux qui regardent la face postérieure des reins; car ce sont eux qui doivent servir de base aux règles qu'il convient de tracer pour conduire le plus sûrement possible à la délimitation des organes sécréteurs de l'urine. Ces rapports nous permettent d'apprécier assez exactement le degré d'obliquité des reins eu égard à la colonne vertébrale; ils nous expliquent en second lieu pourquoi la percussion ne doit pas donner lieu d'un côté comme de l'autre à des résultats tout à fait identiques; en effet, tandis que la présence du foie s'oppose inévitablement à ce que, par une percussion même assez bien faite, on obtienne au-dessus de l'empreinte rénale une résonnance très-claire, celle-ci est de la dernière évidence au contraire du côté gauche, où le rein se trouve surmonté non plus par un organe dense, mais bien par une portion de la grosse extrémité de l'estomac.

On peut déjà prévoir *à priori* d'après les rapports ordinaires qu'affectent le ganglion splénique et la glande hépatique avec le tiers ou la moitié de la circonférence extérieure des reins, que la limitation de ces derniers organes ne peut offrir de la difficulté dans la portion inférieure de la même circonférence externe que ne touchent ni le foie ni la rate.

La même chose peut se dire de la limite inférieure des reins, parce qu'à ce niveau il n'existe guère en général que des anses intestinales.

S'il arrivait parfois que les reins descendant plus bas que de coutume, se trouvassent placés au-devant du grand bassin, les résultats plessimétriques n'en seraient pas moins évidents, les os des iles remplissant dans ces cas exceptionnels le rôle de plessimètre.

Procédé opératoire.

On fera coucher le malade en pronation sur le bord de son lit, le ventre relevé par des oreillers, afin que la masse intestinale refoulée se porte le plus haut possible sous la face inférieure du foie.

Recherchant alors avec le plus grand soin la position de la rate, on tracera sa figure à l'extérieur, soit avec de l'encre, soit avec du nitrate d'argent.

On se conduira de la même manière vis-à-vis

du foie, dont on indiquera les limites en arrière à 5 ou 6 centimètres en dehors de la colonne vertébrale.

On recherchera aussi jusqu'à quel point s'étend en bas la lame mince du poumon que nous avons dit être située en arrière du rein.

Placé à la gauche ou à la droite du sujet qu'on examine, suivant qu'on voudra limiter l'un ou l'autre rein, on indiquera par un trait de plume les points correspondants aux apophyses épineuses des vertèbres lombaires et des trois ou quatre dernières dorsales ; puis on recherchera par tous les moyens d'investigation qu'on jugera convenables le bord inférieur de la dernière côte, le rebord iliaque de chaque côté du rachis, et enfin la largeur de ce dernier, au-dessus de la région des reins, et le plus ordinairement le corps des vertèbres présentera, au niveau de la huitième ou de la neuvième côte, une étendue de 2 centimètres environ de chaque côté des apophyses épineuses.

La colonne vertébrale une fois mesurée, on abaissera sur chacun de ses côtés une ligne oblique, qui représentera la direction du bord externe du muscle grand psoas, et qui s'étendra de la onzième vertèbre dorsale au bord supérieur de l'os des iles.

Ainsi seront mis à profit les rapports que nous avons dit exister entre le rachis et les reins; ainsi sera déterminée, approximativement au moins, la direction du bord interne de leur circonférence. Bien plus, la ligne oblique dont nous venons de parler va servir de base à nos recherches ultérieures, et nous savons déjà que si nous percutions entre elle et la colonne vertébrale, nous n'obtiendrions que de la matité. En dehors de cette ligne, au contraire, nous aurons un son plus ou moins clair au-dessus comme au-dessous des reins.

Il est à peine besoin de dire que, pour rendre plus sensibles les transitions de son, le plessimètre doit déprimer fortement les tissus, particulièrement en bas, où les parois ont beaucoup d'épaisseur.

Mais comment la percussion doit-elle être faite dans le cas particulier qui nous occupe? Il est évident qu'on pourra la pratiquer avec assez de force s'il s'agit du rein gauche; si c'est le rein droit, au contraire, dont on s'applique à reconnaître la position, il faudra percuter avec légèreté pour ne pas confondre la matité du foie avec celle du rein, et pour reconnaître la présence du poumon au niveau des deuxièmes et troisièmes fausses côtes. C'est vers ce point qu'à l'aide d'un choc assez modéré communiqué au plessimètre, le bord supérieur du rein se fera reconnaître tant par un défaut de son que par une résistance absolue bien supérieure à celle que présente le foie.

La circonférence du rein étant reconnue par en haut, on descend toujours et graduellement avec le plessimètre. Une percussion extrêmement légère permet de suivre le poumon plus ou moins bas en arrière du rein ; sur le lieu où l'organe de l'hématose cesse de correspondre, on ne trouve plus que de la matité propre à la glande rénale, jusqu'à ce qu'un son clair et souvent tympanique ou humorique avertisse de nouveau qu'on a atteint la limite inférieure du rein.

Une ligne droite réunissant le bord supérieur du rein à son bord inférieur représentera donc le plus grand diamètre de cet organe ; mais cela ne suffit pas, il faut encore déterminer les limites de sa convexité, si l'on veut connaître exactement sa forme et son volume. Pour parvenir à ce but on percute de dedans en dehors : 1° suivant une ligne perpendiculaire qui tombe sur le milieu du grand diamètre du rein ; 2° suivant deux autres lignes qui, partant du même point que la précédente en dedans, divisent en quatre parties égales l'espace compris entre les deux angles droits dont nous avons parlé. C'est sur un point quelconque du trajet de chacune des trois que nous venons d'indiquer, qu'on rencontre autant de points correspondants à la circonférence extérieure du rein. Ainsi se trouve dessinée complétement la figure de cet organe (1).

Il est important de mesurer les deux reins chez le même individu.

Les faits dont il vient d'être question sont-ils susceptibles d'être niés, et la percussion du rein en particulier est-elle bien positive ? A cela il est facile de répondre que l'image qu'on trace par la plessimétrie de la colonne vertébrale et des reins, étant complétement semblable à l'image que l'anatomie nous montre après la mort, il faut bien admettre jusqu'à un certain point la possibilité des résultats plessimétriques; mais

(1) M. Piorry conseille de commencer la percussion du rein par la limitation transversale de cet organe, qui présente moins de difficulté que celle qui consiste à le mesurer d'abord de haut en bas. Je partagerais assez cette manière de voir, si elle ne nuisait pas à la clarté de l'exposition du procédé opératoire ; toutefois, je recommande à ceux qui désireront se conformer à ce précepte, de conduire le plessimètre de dehors en dedans, parallèlement au bord inférieur de la rate et du foie. Cette limitation permettra de comparer entre eux ces deux organes, et de déduire au besoin des conséquences de ce rapprochement.

les esprits sévères ne se contentent pas de pareilles données... il leur faut des preuves plus décisives, et celles-ci ne pouvaient ressortir que d'un nombre suffisant d'expériences directes pratiquées sur le cadavre.

Ces expériences furent faites à l'effet de savoir jusqu'à quel point on pouvait avoir confiance en la percussion médiate des reins pendant la vie; elles eurent pour témoins des élèves internes et des médecins des hôpitaux. Ce n'est pas ici le lieu de les citer; nous renvoyons ceux qui voudraient en prendre connaissance au mémoire cité. Arrivons de suite aux applications qu'on peut faire, en médecine, de la plessimétrie des reins.

1° *Changements de position.* Il est évident que l'on pourra constater par la percussion l'absence de cet organe dans le lieu qu'il devrait occuper, et dans quelques cas il sera possible de le trouver sur d'autres points où il sera venu se placer.

2° *Changements de forme.* Les changements de forme d ns les reins seront également faciles à constater.

Mais là ne se bornent pas les applications de la plessimétrie à l'étude du rein; il en est d'autres non moins utiles que nous allons aborder sur-le-champ, elles touchent à des questions du plus haut intérêt; nous avons nommé la néphrite, la périnéphrite, la pyonéphrite, le diabète ou diabétès, la pyélite chronique, les tumeurs du rein en général.

3° *Néphrite.* Les auteurs sont à peu près d'accord pour reconnaître que l'un ou l'autre rein, ou même tous les deux à la fois sont susceptibles de prendre dans cette maladie un accroissement de volume souvent considérable; toutefois, comme jusqu'à ce jour on a eu rarement l'occasion d'ouvrir des individus ayant succombé à la néphrite, c'est une raison de plus pour y porter désormais toute son attention, et pour étudier plessimétriquement pendant la vie les glandes urinaires. Nous recommandons avec d'autant plus d'instance cette exploration, qu'elle permettra dans certains cas, et surtout lorsqu'il s'agira de néphrite chronique, de porter un diagnostic plus sûr, car il ne suffit pas de constater l'état des urines pour se prononcer à cet égard d'une manière absolue.

Ici, en effet, on a constamment trouvé de l'albumine dans la scarlatine. (Willis, à l'Infirmerie royale des enfants.)

Là, l'urine était albumineuse dans le cours et dans les crises des maladies aiguës. (Martin Solon.)

Ailleurs ce même caractère s'est rencontré non-seulement dans les maladies aiguës (pleurésie, pneumonie), mais encore dans les maladies chroniques des voies urinaires, et dans quelques maladies générales. (Rayer.)

Enfin, un médecin de Rennes, M. Toulmouche, a publié (*Gazette médicale*, 1839, tome 7, page 113) l'observation d'un malade qui meurt avec les symptômes de la maladie de Bright, sans qu'on trouve rien d'anormal dans ses reins, tandis qu'à l'ouverture d'un phthisique n'ayant éprouvé pendant la vie aucun symptôme de néphrite, on constate le premier degré de cette maladie.

Ne suffit-il pas de ces citations pour engager les praticiens à ne pas négliger l'emploi d'un moyen physique tel que la percussion, pour arriver à la connaissance de ce qui est ou de ce qui n'est pas, touchant l'état matériel des reins dans la néphrite?

Nous ne devons que mentionner en passant les cas où des pierres, des calculs très-volumineux ou multiples se trouveraient renfermés dans les reins; peut-être que la percussion ne serait pas alors dépourvue d'intérêt, et qu'elle produirait des sons en rapport avec ces pierres ou ces calculs, pour peu que ces produits fussent assez rapprochés du plessimètre. On pourrait même porter la précision plus loin, en combinant la percussion avec l'auscultation (1).

4° *Périnéphrite.* Il est à peu près impossible qu'elle existe sans augmentation de volume du rein ; la percussion devra donc fournir dans ces cas des données de la plus haute importance.

5° *Pyonéphrite.* Mais des abcès plus ou moins considérables peuvent se former dans les reins à la suite de la néphrite, de la périnéphrite, ou de ces deux états organo-pathologiques à la fois. Bonnet, Morton, Morgagni, Lieutaud, etc., parlent de vastes abcès du rein ouverts à l'extérieur (Portal, *An. méd.*, tom. V, pag. 376) ; Boyer s'étend assez longuement sur la fréquence des collections purulentes logées entre le péritoine et les muscles de la région lombaire, collections disposées tous les jours à s'étendre de dedans en dehors, jusque sur les côtés du ventre.

On ne peut donc pas mettre en doute l'importance que doit acquérir la percussion dans des cas de cette nature, car tout le monde sait le danger que courent les malades lorsque ces abcès s'ouvrent dans l'abdomen, et l'on connaît aussi la difficulté qu'on éprouve à y sentir la fluc-

(1) Voyez le *Traité de diagnostic* de M. Piorry, n° 2079, sur l'auscultation des reins.

tuation. Cette difficulté même rend encore la plessimétrie plus précieuse, car celle-ci ne se bornera pas à ajouter une probabilité nouvelle aux signes rationnels d'une collection purulente, mais encore elle fera connaître l'étendue de la matité, et par cela même elle conduira sûrement le praticien dans son opération, en s'opposant à ce qu'il porte le bistouri ou le trois-quarts sur des anses intestinales. Non pas que ce moyen d'investigation puisse servir à faire reconnaître dans tous les cas une matité plus étendue, surtout lorsque l'abcès s'ouvre dans les voies urinaires (alors, en effet, l'augmentation de volume peut être faible), non pas encore qu'il fasse distinguer si le rein est ou non altéré au milieu d'un tissu cellulaire infiltré d'une collection purulente, ce diagnostic différentiel est impossible; mais au moins toujours est-il qu'il est prudent, dans tous les cas, d'interroger la percussion avec le plus grand soin, sans négliger pour cela les signes des abcès propres au rein, ou étrangers à cet organe.

6° *Diabète.* Peut-on se flatter d'espérer quelque chose de la percussion dans cette maladie? Il appartient au temps et à l'expérience de jeter un nouveau jour sur cette question qui n'est pas encore résolue; car la nécroscopie n'a pas toujours montré dans le diabétès les mêmes altérations organiques, et si la majeure partie des diabétiques ont présenté des reins plus volumineux qu'à l'état sain, il n'est pas moins vrai que cet état pathologique est loin d'être constant, puisqu'on a trouvé des reins plus petits qu'à l'état normal, et que la plupart d'entre eux avaient déjà subi une espèce de fonte qui avait fait disparaître presque entièrement leur parenchyme. (Boyer, tom. VIII, pag. 459.)

7° *Pyélite chronique.* Quoique dans cette maladie les reins soient ordinairement augmentés de volume, on peut voir dans M. Rayer (planch. XI, fig. V) un exemple d'un rein plus petit qu'à l'état normal. Que l'explication de ce fait, donnée par M. Rayer, soit ou non admise; que la membrane fibreuse extérieure du rein, plus épaisse d'ailleurs et plus résistante qu'à l'état sain, se soit véritablement opposée au développement du rein malade, ou que cette membrane ait été tout à fait étrangère à ce défaut de développement, encore une fois la connaissance seule du fait nous importe en ce moment.

8° *Hypernéphrotrophie en général.* Si l'on veut se faire une idée du développement que les reins peuvent acquérir dans une foule de circonstances pathologiques, on n'a qu'à parcourir les excellents ouvrages de MM. Cruveilhier, Rayer, etc. Le premier de ces auteurs a donné, dans son *Anatomie pathologique* (pl. v), l'observation de deux reins plus gros que nature, à la suite de néphrite aiguë ; le même ouvrage (tome I, p. 4) renferme l'histoire d'une tumeur énorme du rein, comprimant le pylore, et ayant déterminé des vomissements pendant la vie. M. Rayer a fait représenter (pl. I, fig. 2 ; pl. III, fig. 1 ; pl. IV, fig. 5) trois reins, ayant acquis des dimensions plus ou moins extraordinaires. On rencontre çà et là des observations de tumeurs du rein bien plus surprenantes encore.

Ainsi Lieutaud fait mention de deux reins, dont l'un pesait trente-cinq livres et l'autre soixante (*Mel. cur. nat.*, tome I, obs. 1064). Chopart a vu un rein ayant acquis dix fois plus de volume que dans l'état normal (*Mal. des voies urin.*, tome I, page 8).

Un autre rein, dont il est parlé dans le *Journal de médecine* de Corvisart, Leroux et Boyer (tome VII, page 387), avait trente ou quarante fois son volume ordinaire.

Nous n'en finirions pas si nous voulions citer toutes les observations de ce genre qu'on trouve relatées dans différentes publications ; il nous a suffi de mentionner quelques faits pour prouver la nécessité de la plessimétrie ; et notez bien que celle-ci rencontrera souvent des obstacles insurmontables; que dans certaines circonstances déterminées, il sera absolument impossible de reconnaître, par la percussion toute seule, s'il s'agit d'une tumeur du rein ou d'une tumeur de la rate par exemple, parce que des cas pourront se présenter comme on l'a vu déjà (*Journal de médecine* de Corvisart, Leroux, Boyer, page 399), où le rein s'élevant plus ou moins, se placera derrière la rate. Mais de ce que d'immenses difficultés se préparent, ce n'est pas un motif pour ne pas oser les aborder; c'est une raison de plus, au contraire, pour percuter, non pas seulement la place ordinaire du rein, mais encore celle occupée par le foie, l'estomac, etc., tout en tenant compte des autres symptômes qui peuvent éclairer le diagnostic.

§ VII. Vessie.

Disposition anatomique. Elle est logée dans l'excavation du bassin, où, suivant son état de plénitude ou de vacuité, elle affecte des rapports plus ou moins étendus en haut avec les circonvolutions inférieures de l'intestin grêle, sur les côtés avec le cœcum et l'S iliaque du colon.

Vide d'urine, on la trouve appliquée contre les pubis; dans le cas contraire, elle déborde plus ou moins ces pièces osseuses, et s'appuie contre les parois antérieures de l'abdomen. Indépendamment des deux conditions opposées de la vessie dont je viens de parler, à savoir son état de plénitude et de vacuité, qu'on a l'occasion d'observer tous les jours chez le même sujet, il faut tenir compte des différences de capacité de ce réservoir relatives au sexe, à l'âge ou même aux individus. Ainsi, toutes choses égales d'ailleurs, la capacité de la vessie est proportionnellement plus grande dans les premiers temps de la vie; elle est également plus considérable chez les femmes que chez les hommes, encore même cette règle générale rencontre-t-elle parfois chez ces derniers des exceptions qui tiennent à l'habitude qu'ils ont contractée de conserver plus ou moins longtemps leurs urines.

Tandis que la vessie de l'enfant présente une forme allongée, celle de l'homme est ovoïde, et celle de la femme arrondie ou même sphéroïde d'un côté à l'autre.

Les points les plus élevés de sa circonférence touchent à la paroi antérieure de l'abdomen, tandis que d'autres points de cet organe s'en trouvent séparés plus ou moins par des anses intestinales.

La direction de son grand axe, quoique n'étant pas toujours le même, est cependant oblique de haut en bas et d'avant en arrière.

A l'état normal la vessie ne renferme pas des gaz.

Il résulte des considérations précédentes que, pour appliquer avec avantage la percussion à l'étude de la vessie, il faut avoir présentes à son esprit toutes les conditions dans lesquelles peut se présenter ce réservoir musculo-membraneux; ainsi, s'il contient peu d'urine ou s'il n'en contient point, la plessimétrie ne permettra de saisir que des qualités de son variables suivant les individus, et toujours en rapport avec les dispositions physiques des portions d'intestin, qui au moment même de l'investigation se trouveront plongées dans le petit bassin. Que si, au contraire, la vessie renferme de l'urine en telle quantité que son sommet dépasse l'enceinte des pubis, une percussion bien faite en devra dénoter l'existence ; à plus forte raison en sera-t-il ainsi lorsque ce viscère, distendu par des proportions encore plus grandes de liquide, soulèvera plus ou moins le feuillet séreux du péritoine, pour se rapprocher de l'ombilic dans les mêmes rapports.

Procédé opératoire.

Avant d'en venir à la percussion de la vessie, le médecin fera prendre à son malade une position telle, que le bassin soit pour le moins aussi élevé que la tête ; de cette manière, les portions du tube digestif qui recouvrent habituellement le sommet de la vessie pourront s'en éloigner. En même temps les muscles abdominaux seront tenus dans le relâchement, afin que tous les points du petit bassin deviennent autant que possible accessibles à la percussion. Ces précautions prises, l'explorateur se placera alternativement à droite et à gauche du malade, et puis il se conduira comme pour l'exploration de l'utérus, c'est-à-dire, qu'il fera parcourir au plessimètre la direction de trois lignes convergeant l'une vers l'autre, et allant aboutir à la symphyse des pubis. L'une de ces lignes prendra son point de départ à l'extrémité inférieure du sternum ; les deux autres se dirigeront obliquement de haut en bas, chacune d'une épine iliaque antéro-supérieure. Les parois abdominales seront d'abord effleurées avec le plessimètre, et la percussion sera faite avec légèreté ; mais si cette première investigation ne donne lieu sur tous les points qu'à de la résonnance, on aura lieu de croire que si la vessie renferme de l'urine, sa quantité est peu considérable. Cependant, comme il peut se faire, à la rigueur, que des masses intestinales la séparent plus ou moins des parois de l'abdomen, on déprimera graduellement ces parois de manière à ne pas altérer par des sons étrangers les sons propres à la vessie. Si malgré cette précaution on n'obtient encore que des résultats négatifs relativement au réservoir urinaire, on ne conservera plus le moindre doute sur le défaut complet ou à peu près complet d'urine dans la cavité vésicale. Toutefois, on n'arrêtera définitivement ses idées à ce sujet qu'après avoir réitéré maintes fois le même examen plessimétrique, conformément aux indications ci-dessus exposées. Il ne sera pas même nécessaire que le sommet de la vessie atteigne le rebord pubien, pour que sa présence soit décelée par la plessimétrie, pourvu qu'on ait le soin, et je le répète avec intention, de déprimer d'une manière convenable les parois abdominales.

Si, loin qu'elle soit située assez profondément dans l'excavation du bassin, la vessie se présente au contraire immédiatement au-dessous des muscles abdominaux, il suffira d'appliquer le plessimètre sur ces muscles eux-mêmes. Toutefois, comme on ne saurait prévoir *à priori* si des anses intestinales viennent ou non la recouvrir dans certains points de sa circonférence, on emploiera tour à tour les divers modes de percussion que je viens d'indiquer, afin d'apprécier aussi exactement que possible, tant par l'étendue de l'obscurité du son que par le degré de résistance éprouvée par les doigts percuteurs, les dimensions de la vessie, sa forme et ses rapports. Tout autour de ce viscère, en haut comme sur les côtés, les intestins vides de matières donneront lieu à un son clair et quelquefois même tympanique, au niveau du cœcum et de l'S iliaque. Aussi les limites du son fourni par la vessie présenteront-elles une figure demi-circulaire, et non point celle d'une ligne de niveau. Ces nuances de son ne changeront point de place, quelles que soient les positions que prenne le malade.

Obtiendra-t-on de la résonnance humorique sur les points où les intestins et la vessie se trouvent en contact?

Les applications de la percussion à l'étude de la vessie présentent d'autant plus d'intérêt, qu'elles sont à la fois et d'une évidence incontestable et de la plus haute importance pratique.

1° *La percussion empêche de prendre la suppression d'urine pour la rétention de ce liquide* (1). Je viens de dire de quelle manière on devait s'y prendre pour apprécier les conditions physiques variables dans lesquelles se trouve la vessie à l'état de santé; j'ai donc appris implicitement à distinguer la suppression d'urine de la rétention de ce liquide. En effet, une clarté de son produite à toute profondeur au-dessus des pubis, sera un signe certain de la vacuité

(1) On lit dans la thèse de M. le docteur Chrestien, l'observation suivante :

« Un homme d'une soixantaine d'années n'avait pas uriné depuis deux jours ; il avait l'hypogastre saillant ; la sonde arrivait à 7 pouces, 7 pouces 1/2 de profondeur ; *mais s'arrêtait* et n'amenait point d'urine. L'état général du malade était à peu près celui que l'on remarque à la suite d'une rétention d'urine prolongée, le ventre était distendu, la poitrine et le cerveau commençaient à s'embarrasser.

« L'exploration avait été faite et répétée à plusieurs heures d'intervalle, par un des chirurgiens de Paris les plus exercés dans le cathétérisme. Ce chirurgien se crut obligé de faire la ponction ; il plongea en conséquence le trois-quarts à la partie inférieure de la ligne blanche ; *nous vîmes sortir par la canule d'abord des gaz, puis des matières fécales*, il ne sortit point une seule goutte d'urine ; quinze heures après, le malade n'existait plus.

« A l'ouverture du cadavre, sous les yeux de l'opérateur, nous reconnûmes que la vessie était vide, que la tumeur de l'hypogastre provenait de la distension de l'intestin grêle par des gaz ; il y avait eu une suppression d'urine et non une rétention de ce liquide ; la sonde arrivait à la vessie, elle ne donnait pas d'urine, parce qu'il n'y en avait point. » (Ségalas, *Traité des rétent. d'urine*, p. 102. 1828.)

de la vessie, tandis qu'un son plus ou moins mat de la région sus-pubienne avec les caractères plessimétriques indiqués plus haut apprendra, au contraire, que la vessie renferme de l'urine en telle ou telle quantité.

2° *La percussion apprend à connaître si la vessie se débarrasse complétement ou non de l'urine qu'elle renferme.* S'il est des malades qui, par pudeur ou par la crainte de la douleur, se refusent quelquefois à se laisser sonder, aucun ne peut se refuser à ce qu'on le percute; c'est pourquoi on se gardera de négliger cette pratique pour peu que la prudence le conseille. Le malade urine-t-il? demande souvent le médecin; on lui répond affirmativement, parce qu'on a trouvé les draps de lit mouillés. La percussion est pratiquée, l'hypogastre est tendu, douloureux et mat; la vessie renferme de l'urine; celle que le malade a rendue est sortie par regorgement. On introduit la sonde, et bientôt le ventre est plus souple, il est sonore et supporte mieux la pression.

3° *La percussion de la vessie est nécessaire dans un assez bon nombre de maladies.* Qui ne sait aujourd'hui l'influence qu'exercent sur cet organe les lésions graves des centres nerveux (commotion du cerveau, encéphalorrhagie, commotion de la moelle, sa compression, sa distension violente, etc.)?

Qui n'a pas observé de distensions urineuses de la vessie dans les maladies aiguës (encéphalite, méningite, pleurite, péritonite, entérite septicohémique, etc.)?

Qui n'a pas vu le même effet produit par la compression du col de la vessie ou de l'urèthre (accumulation dans le rectum de matières fécales endurcies, corps étrangers volumineux introduits dans sa cavité, cancer du rectum, tumeurs siégeant aux bourses, le long de la verge, hernies recto-vaginales, etc.)?

Qui ne sait enfin combien de fois les anciens médecins ont pris pour du météorisme la tuméfaction du ventre, causée par la distension de la vessie dans le cours des fièvres dites ataxiques, adynamiques, etc.?

Non-seulement la percussion vient singulièrement en aide au praticien dans toutes les circonstances précédentes; mais, de plus, en lui indiquant la conduite qu'il doit tenir, elle lui fait combattre victorieusement, dans bien des cas, une complication souvent dangereuse pour le présent comme pour l'avenir. Quelle que soit donc la lésion morbide qui détermine l'accumulation de l'urine, il est nécessaire d'être averti de ce qui se passe du côté de la vessie pour savoir à quelles heures il faut sonder, et jusqu'à quel moment on peut retarder cette opération. En agissant avec cette prudence, on ne fatiguera pas inutilement le canal de l'urèthre, on calmera souvent la douleur comme par enchantement, et l'on préviendra chez bien des malades des distensions anormales de la vessie, dont l'inconvénient est d'entraîner l'amincissement des parois vésicales, et par suite une paralysie qui persiste tout le temps de la maladie et bien souvent même après elle. Que si, au contraire, on a soin de pratiquer le cathétérisme en temps opportun, quand la percussion en a démontré la nécessité, la vessie, dont la sensibilité n'est en quelque sorte qu'endormie, tant que dure le mal, reprend peu à peu sa vertu contractile à mesure qu'on se rapproche de la convalescence.

Et notez bien que ce n'est pas seulement durant le cours de maladies étrangères à l'appareil urinaire qu'on doit surveiller la vessie avec la plus grande attention ; tantôt, en effet, ce sont des rétrécissements de l'urèthre ou des oblitérations de ce canal qui mettent un obstacle à la sortie de l'urine (tuméfaction de la prostate, rétrécissements en forme de brides dans l'intérieur de l'urèthre, duretés, nodosités, cancer de la verge, grossesse, chute de la matrice, etc.); tantôt ce sont des tumeurs fongueuses, des hydatides, des caillots sanguins, des pierres, des bougies qui, en s'appliquant sur le col vésical ou en s'engageant dans l'urèthre, produisent le même effet; ailleurs, c'est une inflammation du col de la vessie, celle de l'urèthre, la tuméfaction du veru montanum; viennent enfin la cystite elle-même et l'acystinervie (paralysie) dont j'ai déjà parlé; toutes circonstances qui, en s'opposant plus ou moins à l'émission des urines, déterminent leur accumulation dans la cavité vésicale, et deviennent susceptibles alors d'augmenter à des degrés divers la capacité de ce réservoir.

4° *Distension urineuse de la vessie, ses conséquences et ses dangers.* J'ai déjà dit que l'accumulation de l'urine dans la vessie pouvait être la source de lésions graves, et j'ai cité la cystite et la paralysie de la vessie; mais outre ces accidents il en est d'autres plus graves encore, qui peuvent être la suite de la distension de la vessie; telles sont, par exemple, la rupture de cette poche et la déchirure de l'urèthre. La percussion conjurera ces terminaisons funestes en permettant de s'opposer aux progrès du développement de la vessie.

Toutefois la distension de la vessie peut être portée plus ou moins loin sans que rupture s'ensuive, ainsi qu'on peut s'en convaincre en parcourant les différents auteurs qui se sont occupés de ce sujet. On a vu la vessie contenir de dix à quatre-vingts pintes d'urine (P. Frank, *De cur. hom. morb.* lib. IV, p. 1, pag. 507); mais dans les cas les plus ordinaires il est rare que la quantité d'urine qu'elle renferme excède celle de trois pintes ou six livres (Boyer, *Oper. cit.*, tome IX, p. 116).

Cet état pathologique pourra bien n'être pas distingué par la percussion des hydropisies enkystées, lorsque la tumeur sera dure, rénitente, etc. ; mais on ne pourra pas le confondre avec la grossesse, encore moins avec l'hydropisie ascite ou le météorisme. L'utérus, chargé du produit de la conception, donne un son mat, comme la vessie distendue par l'urine ; mais tandis que l'utérus résiste à la main qui le frappe et lui fait éprouver une sensation particulière de dureté, la vessie et l'hydropisie enkystée cèdent mollement sous les doigts percuteurs, et donnent rarement une matité aussi grande que celle de l'utérus. Est-ce à dire pour cela que le développement de la vessie par de l'urine ne pourra pas en imposer pour une hydropisie ascite ? Je crois que cette erreur de diagnostic pourra facilement être commise dans les cas où la vessie qui aura éprouvé une très-grande dilatation, renfermera des quantités d'urine inférieures à la capacité de la vessie. Loin de moi l'idée de faire de la percussion un moyen de diagnostic infaillible! Heureusement que les cas dont je viens de parler sont excessivement rares; c'est la difficulté même qu'on éprouve à les reconnaître, qui doit recommander toutes les méthodes exploratrices.

5° *Ponction de la vessie.* En indiquant l'état de la vessie en même temps que ses dispositions anatomiques, la percussion apprendra sur quel point de l'abdomen le trois-quarts peut être introduit sans courir le risque d'intéresser l'intestin ou bien le péritoine. De nombreuses discussions se sont de tout temps élevées entre les chirurgiens, à l'effet de savoir à quelle distance des os pubis la ponction devait être faite ; les uns ont indiqué un pouce (Coster, Velpeau, etc.), les autres un pouce et demi (Bell, Boyer, Malgaigne, etc.); d'autres ont conseillé de faire une incision à deux ou trois pouces au-dessus des pubis.

On peut dire sans crainte d'être démenti que la percussion médiate est la méthode par excellence pour guider convenablement le chirurgien dans cette opération. Le lieu d'élection sera complétement sous la dépendance de la plessimétrie, qui fera connaître, ainsi que je viens de le dire, les rapports de la vessie avec le tube digestif et les parois abdominales. Ces rapports sont variables, suivant que la vessie renferme plus ou moins de liquide, ce qui fait que la ponction pourra tantôt se faire à deux pouces, deux pouces et demi des pubis, tandis que dans d'autres circonstances elle ne devra pas dépasser la distance d'un pouce. Quoi qu'il en soit, on introduira l'instrument entre les os pubis et le repli du péritoine (1).

6° *Ponction de la vessie par le rectum.* On sait que le péritoine se réfléchit de devant en arrière, de la face postérieure de la vessie sur la partie antérieure du rectum, et que c'est au-dessous du repli de cette membrane que l'intes-

(1) Le lieu de la réflexion de cette membrane séreuse est à 3 centimètres environ du sommet de la vessie. D'un autre côté, il existe du tissu cellulaire entre la symphyse du pubis, la vessie et les muscles abdominaux. C'est assez dire quelle est l'étendue du champ où le chirurgien doit se renfermer pour son opération. Il ne faut pas oublier cependant qu'il se présente des cas où le péritoine s'éloigne à peine de la symphyse, ce qui fait que la vessie ne peut se dilater au delà de certaines mesures. Cela tient aux adhérences qui se sont établies entre la vessie, le tissu cellulaire pubien, et même les parois abdominales. Il faut renoncer alors à la ponction hypogastrique.

tin et la vessie se touchent immédiatement. C'est sur l'un des points de ce contact que le chirurgien doit plonger le trois-quarts, et comme le plus ou moins de distension de la vessie font remonter plus ou moins aussi le péritoine, il en résulte qu'on évitera d'autant plus sûrement d'intéresser le péritoine, que la vessie sera plus distendue. Il ne sera donc pas indifférent d'apprécier par la plessimétrie la quantité d'urine contenue dans la cavité vésicale.

7° *Opération de la taille.* Ce que je viens de dire de la ponction hypogastrique de la vessie s'applique à la taille sus-pubienne, et soit qu'on attende pour pratiquer cette opération, l'accumulation d'une assez grande quantité d'urine dans la vessie, soit qu'on juge préférable d'y introduire du liquide, on fera sagement d'interroger la percussion, afin d'apprendre par elle : 1° à quel moment la vessie se trouvera dans les conditions les plus favorables pour permettre la taille ; 2° sur quel point de l'abdomen il faudra tailler.

8° *Calculs de la vessie.* « De tous les moyens d'investigation , le cathétérisme est sans contredit le meilleur. De tous les signes , ceux qu'on acquiert avec une sonde métallique sont les plus certains. La sonde d'argent est préférable à toutes les autres, parce qu'elle rend un son plus clair par son contact avec le calcul; dans la plupart des cas, les sondes ordinaires sont suffisantes pour cette exploration; mais quelquefois il est nécessaire de se servir d'une sonde en S pour pouvoir distinguer le calcul que les sondes à une seule courbure ne peuvent point atteindre... Le chirurgien placé au côté gauche du malade introduit la sonde dans l'urèthre; il agit avec lenteur, et observe attentivement si elle fait sentir un léger choc ou un obstacle quelconque qui fuit devant elle. Souvent, en effet, lorsque la pierre est petite, elle s'engage dans le col de la vessie; on peut alors la distinguer, si l'on apporte une grande attention au moment où la sonde traverse cette partie; mais si l'on néglige ce moment, la pierre est déplacée, elle nage au milieu de l'urine, ou se porte vers quelque point de la vessie où il n'est pas toujours possible de l'atteindre. Lorsque la sonde a pénétré dans la vessie, on lui en fait parcourir toute l'étendue; on dirige sa convexité vers le bas-fond, en rendant perpendiculaire à l'axe du corps la partie de cet instrument qui est hors de l'urèthre, afin de lui faire parcourir intérieurement les côtés de la vessie. On porte le pavillon de la sonde vers le ventre, et l'inclinant alternativement vers l'une et l'autre cuisse, on explore toute la région inférieure de la vessie. On abaisse ensuite le pavillon, et l'on promène intérieurement la convexité de la sonde sur la paroi postérieure ; on élève et l'on abaisse plusieurs fois le pavillon pour examiner cette région de la vessie dans toute son étendue. Pour conduire la sonde dans la région supérieure, on la place horizontalement, et on l'incline plusieurs fois à droite et à gauche.

« Le plus souvent on reconnaît la présence du calcul avant d'avoir imprimé à la sonde tous ces mouvements ; mais dans quelques cas cet examen est insuffisant, et alors il faut continuer les recherches en faisant prendre au malade des positions différentes. Si ces tentatives sont encore infructueuses, on recommande au malade de retenir ses urines, et puis on introduit la sonde. Il est difficile que le calcul qui nage au milieu du liquide ne vienne pas la frapper.

« Lorsqu'on a entendu plusieurs fois, bien distinctement, le bruit qui résulte de la collision du calcul contre la sonde, le diagnostic est certain. Le cathétérisme fournit encore quelques données sur le nombre et la consistance des calculs.

« La sonde peut faire connaître qu'il y a plusieurs pierres dans la vessie, lorsque dans les mouvements qu'on lui communique on distingue dans la vessie une sorte de cliquetis. Ce bruit particulier est surtout très-évident lorsque les pierres sont en grand nombre. Lorsque la pierre est dure, le son qui résulte de son choc avec la sonde est clair et sec; il est obscur quand la pierre est molle. Lorsque la mollesse du calcul est portée au plus haut degré, le son que produit le contact de l'instrument sur elle est à peine perceptible, et semblable à celui que produirait la sonde en frappant sur du sable mouillé. » (Boyer, *Traité des mal. chir.*, tome IX, p. 317 et suiv.)

9° *Réunion de gaz et de liquide dans l'intérieur de la vessie* (*hydraérocystie*). *Distension anormale de la vessie par des gaz et par du liquide* (*hydraérocystectasie*). Il peut arriver qu'il se développe spontanément des gaz dans la vessie (Ségalas, *Gaz. des hôp.*, tome IV, n° 94), ou qu'il s'en introduise dans cette poche par suite de communications fistuleuses de l'intestin avec la vessie, ou même avec le canal de l'urèthre; il peut arriver encore que dans certaines circonstances l'air atmosphérique s'introduise dans la vessie à la faveur d'une sonde, dont on n'a pas bouché le pavillon après la sortie des urines; à plus forte raison peut-il en advenir ainsi dans une foule de cas où l'on passe la sonde pour injecter de l'eau dans la vessie, lorsqu'on se prépare à la cystotomie ou bien à la lithotritie.

Si l'air atmosphérique et l'eau sont en faible proportion par rapport à la capacité de la vessie, il n'y a point de doute qu'il se produira par la percussion, au niveau des points occupés par le réservoir urinaire, le bruit hydro-pneumatique ou humorique, comme on voudra l'appeler.

Mais qu'arrivera-t-il s'il vient à se réunir dans la vessie de l'air et du liquide en telle quantité que ses parois s'en trouvent fortement distendues? Cette complication amènera-t-elle des modifications dans les résultats plessimétriques, et dans ce cas quelles seront ces modifications? Il m'eût été facile de les étudier sur le vivant lorsque j'en ai rencontré l'occasion; mais comment se livrer sur des malades à des expériences qu'il m'était si aisé de faire sur les morts! Pourquoi se contenter de notions incomplètes lorsqu'il m'était loisible d'en acquérir de certaines en ouvrant sur-le-champ les sujets! J'ai donc choisi cette dernière voie pour traiter cette question d'une manière convenable, et voici ce que des expériences nombreuses m'ont appris :

Lorsque la vessie renferme à la fois et de l'eau et de l'air, tous les points de sa circonférence qui se trouvent en rapport avec le liquide, fournissent à la percussion une matité d'autant plus grande qu'on s'éloigne davantage en bas de la ligne de niveau ; mais lorsque cessant de percuter sur ces points, on applique le plessimètre au niveau du sommet de la vessie sans déprimer les parois abdominales, on obtient, en frappant légèrement, un son excessivement clair, qui rappelle plutôt le bruit de pot fêlé que celui du cœcum ou de l'S iliaque ; que si, après avoir déprimé les parties molles jusqu'à les mettre au contact du liquide, on percute encore avec modération, l'obscurité de son est évidente. Mais si, sans changer le plessimètre de place, on vient à le frapper plus fortement, de manière à forcer le liquide à s'agiter violemment contre les gaz que la vessie renferme, on produit alors un son clair qui ferait croire d'autant mieux au défaut d'urine dans la vessie (anhydrocystie), qu'en percutant toujours avec la même force à toute profondeur, on n'obtient jamais que la même qualité de son clair dont je viens de parler.

On voit, d'après ces résultats, combien sont importantes à bien tracer les règles qui doivent mettre en lumière les faits plessimétriques qui, au premier abord, paraissent des plus simples ; on conçoit aussi combien l'observation de ces préceptes peut guider le praticien d'une manière sûre, puisqu'il faut si peu de chose dans le manuel opératoire pour faire porter sur l'état physique de la vessie des jugements sains ou erronés.

Faute de connaître ces particularités, on pourrait commettre des fautes graves : 1° en introduisant dans la vessie une quantité de liquide assez grande pour amener son inertie ; 2° en rapportant à d'autres organes qu'à la vessie plus ou moins distendue, des douleurs qui n'appartiendraient qu'à elle seule.

§ VIII. Estomac.

Disposition anatomique. De l'hypochondre gauche qu'il remplit presque complétement, l'estomac s'avance jusqu'à l'appendice xiphoïde, qu'il dépasse même pour atteindre les limites de l'hypochondre droit. Obliquement dirigé de haut en bas et de gauche à droite, l'estomac se rapproche plus ou moins de la direction de la verticale chez les femmes habituées à se serrer trop fortement la taille.

Cet organe éprouve de très-grandes différences

dans sa capacité. Autant il se rétrécit dans l'abstinence, autant il est susceptible d'éprouver du développement chez les personnes qui ont l'habitude de faire, à de longs intervalles, des repas copieux.

Les rapports de l'estomac qu'il nous importe de connaître sont les suivants :

Sa face antérieure ou supérieure est séparée du cœur et des cinq ou six dernières côtes par le muscle diaphragme ; l'extrémité gauche du foie se prolonge plus ou moins sur elle ; sa grande courbure est longée par l'arc du colon ; sa grosse extrémité répond, ainsi que je l'ai déjà dit, à la moitié antérieure de la face interne de la rate, dont elle suit les déplacements ; elle répond en outre, dans la plus grande partie de son étendue, à la moitié gauche du diaphragme, qui la sépare en haut des poumons, et en avant des six dernières côtes : enfin, la grosse extrémité de l'estomac touche au rein gauche (*Cruveilhier*).

Le volume de ce viscère est très-exposé à changer dans les diverses circonstances de la vie, en sorte que très-souvent il n'est plus caché par les fausses côtes, mais qu'il descend au-dessous d'elles derrière les parois abdominales ; c'est ce qui arrive en particulier lorsqu'il est distendu par les aliments (*Cloquet*).

Lorsque l'estomac est très-développé, il se place au devant de l'arc du colon; il peut arriver cependant que le colon transverse et les intestins grêles viennent le recouvrir plus ou moins complétement, suivant son état de plénitude ou de vacuité.

Il serait important, sans doute, de déterminer approximativement quelles sont les dimensions de l'estomac à l'état normal; mais un si grand nombre de circonstances concourent à diminuer son volume ou bien à l'augmenter, qu'il est impossible de rien déterminer de positif à cet égard. En effet, l'estomac contient habituellement des gaz ou des liquides, séparément ou même réunis dans des proportions variables. D'autres fois, ce sont des aliments que le ventricule renferme. Les résultats de la percussion doivent donc varier suivant ces différentes circonstances, et l'on doit s'attendre à rencontrer des nuances de son infinies, depuis la résonnance tympanique la plus évidente jusqu'à l'obscurité la plus marquée. Ces différents phénomènes sont dus, non pas à l'estomac lui-même, dont les parois musculo-membraneuses sont minces et élastiques, mais bien à la nature des matières qui s'y trouvent contenues.

Procédé opératoire.

La limitation de l'estomac sera faite avec d'autant plus de précision, qu'on aura circonscrit plus exactement le cœur, le foie, la rate, etc.; aussi n'éprouvera-t-on de difficulté véritable qu'alors qu'il s'agira de déterminer la ligne de démarcation qui sépare la grande courbure de l'estomac des circonvolutions intestinales, à moins que ce viscère ne renferme une assez grande quantité de gaz, de liquides ou de matières chymeuses.

Quelles que soient les conditions dans lesquelles se trouve l'estomac à l'état normal, le procédé opératoire sera toujours le même.

Une première ligne sera conduite de bas en haut, parallèlement à la circonférence antérieure de la rate, tandis qu'une deuxième ligne suivra la direction du rebord inférieur du foie de droite à gauche.

D'autres lignes, en nombre variable et s'élevant aussi comme la première, du bassin à l'hypochondre gauche, seront interceptées par l'estomac lui-même; on prêtera la plus grande attention aux nuances successives de son que produira le plessimètre, et l'on distinguera assez facilement, pour l'ordinaire, la résonnance stomacale de celle que produit l'intestin.

Quant à la portion de l'estomac comprise entre le cœur, la rate et le foie, la percussion l'indiquera toujours ; mais il existe entre le bord supérieur de la rate et la pointe du cœur, une lame du poumon qu'on traversera sans peine en frappant plus ou moins fortement ; on en fera de même pour connaître jusqu'à quel point s'étend le ventricule en arrière de l'extrémité gauche du foie. La présence de l'estomac se révèlera, dans l'un comme dans l'autre cas, par la qualité de son qui lui est propre.

On percutera légèrement au niveau de la grande courbure, parce que le plessimètre ne sera séparé du viscère que par l'épaisseur des parois thoraco-abdominales.

S'il arrivait, par hasard, qu'on ne pût pas établir de différence tranchée entre le son stomacal et celui du reste de l'intestin, ou encore, si l'on n'était pas sûr que la résonnance que l'on vient d'obtenir appartient à l'estomac plutôt qu'à la portion transverse du colon, on administrerait une ou deux verrées de liquide au malade, et la question ne serait pas longtemps douteuse. En effet, tandis que les portions d'intestin situées au-dessous du foie conserveraient la même résonnance qu'avant l'introduction du liquide, le son de l'estomac ne serait plus le même. Pour qu'il en soit ainsi, le malade ne devra pas être allongé dans son lit, mais on le fera mettre à son séant et de telle manière que le liquide ne se porte pas en arrière, mais en avant et le plus près possible de l'extrémité droite de l'estomac.

Si celui-ci n'était pas reconnu dans cette expérience, on aurait quelque raison de penser qu'il se trouve caché par l'intestin. On irait donc à sa rencontre en refoulant à droite et à gauche les fluides élastiques contenus dans le tube digestif. Après avoir noté la qualité du son fourni par le liquide, au niveau de la petite courbure de l'estomac, on la comparera à celle que donne la grosse extrémité de ce viscère, le malade étant couché sur le côté droit; puis on fera la même comparaison, le malade étant couché sur le côté gauche. Constamment les points les plus déclives seront obscurs, tandis que les plus élevés fourniront un son clair existant toujours sur une ligne de niveau. Toutes les fois qu'on obtiendra ces signes plessimétriques, l'estomac contiendra des gaz et des liquides; plus on s'éloignera de cette ligne de niveau en bas, plus grande sera la résistance aux doigts. Si l'on fait coucher le malade horizontalement, les résultats de la plessimétrie sont variables, suivant qu'on percute de telle manière ou de telle autre.

Si l'estomac dépasse le rebord des fausses côtes et qu'on le frappe sans déprimer les parois de l'abdomen, on produit un son clair qui n'a plus le timbre tympanique, mais bien un timbre sec et clair que l'expérience seule apprend à reconnaître; ces caractères de résonnance sont d'autant plus marqués que l'estomac est plus distendu. Est-il flasque, au contraire, on produit assez facilement le bruit humorique par une percussion rapide qui met en mouvement le liquide et les gaz. Ici le plessimètre doit suivre l'impulsion que lui communique la main qui le frappe; les auricules sont employées seulement à le retenir entre l'index et le médius de la main gauche, qui le laissent glisser sans l'accompagner dans ses mouvements de va et vient, car le bruit humorique est d'autant plus évident que le liquide lui-même a été plus violemment agité contre les gaz, et si l'on veut en acquérir la preuve, on n'a qu'à communiquer directement avec la main des mouvements saccadés à la peau de l'abdomen qui correspond au ventricule; cette main doit suivre tous ces mouvements sans abandonner jamais les parties molles. J'ai souvent obtenu par ce procédé très-simple des résultats qu'aucune autre méthode ne pouvait me fournir, et M. *Piorry* en a été surpris dans deux circonstances différentes.

Si l'on veut produire le bruit de flot par la percussion médiate, il suffira d'appuyer la paume de la main gauche sur les parois de l'abdomen correspondantes à l'une des extrémités de l'estomac, tandis que le plessimètre, appliqué sur l'autre extrémité, recevra le choc de la main droite ; celle-ci fixera l'instrument avec le pouce et le médius, tandis que le doigt indicateur percutera seul.

Quand on ne sera pas assez heureux pour déterminer le gargouillement humorique, on produira du moins la fluctuation. Dans cette expérience, la paume de la main sera disposée parallèlement à la plaque du plessimètre.

Pour mieux juger de la quantité du liquide contenu dans l'estomac, on fera incliner de préférence le malade sur le côté droit, à cause de la capacité moins grande de l'extrémité droite du viscère.

Pour ne pas s'exposer à rapporter à la plèvre le bruit de flot qui se produit dans l'estomac et réciproquement, on étudiera séparément l'estomac et la plèvre.

Toutes les fois qu'il existera quelques anses

intestinales entre la grande courbure de l'estomac et une tumeur quelconque, développée dans la cavité abdominale, il sera possible de reconnaître les limites de l'estomac.

Il en sera de même dans l'ascite, tant que l'épanchement péritonéal n'atteindra pas la hauteur du ventricule. Est-il besoin de dire que pour rendre le diagnostic plus facile, on devra faire asseoir le malade?

1° *Hématémèse, gastrorrhagie* (*hémogastrorrhagie*). Tout ce que j'ai dit des liquides contenus dans l'estomac s'applique naturellement aux hémorrhagies qui se font à sa surface interne. Les signes plessimétriques sont absolument les mêmes. La percussion indiquera dans de telles circonstances la quantité de sang existant dans le ventricule, avant comme après le vomissement.

2° *Changements de place de l'estomac.* On sait que l'estomac est susceptible de se déplacer en partie ou en totalité, de manière à venir occuper d'autres régions de l'abdomen que la région épigastrique; la percussion, en indiquant ces changements de place, viendra singulièrement en aide au diagnostic, quand il s'agira de déterminer la part que l'estomac peut prendre dans la composition des tumeurs herniaires.

A. *Hernie de l'estomac à travers l'anneau inguinal du côté droit.*

« On a eu quelque raison de penser que l'estomac était en partie descendu dans le canal inguinal droit chez le malade, dont je vais en quelques mots donner l'observation. Ce malade a été exploré par M. Fabre, un de mes anciens internes, maintenant docteur en médecine. Le malade, âgé de soixante-treize ans, portait au devant et en haut d'un énorme éléphantiasis du scrotum, deux tumeurs herniaires, l'une à droite, l'autre à gauche. Ces tumeurs donnaient un son clair quand le malade était à jeun, mais aussitôt qu'il avait mangé on observait de la matité dans la hernie droite, la gauche continuant de donner un son clair. On varia les expériences, et l'on vit la tumeur droite augmenter progressivement à mesure que le vieillard prenait des aliments; de plus, en faisant boire le malade et appliquant la main sur la tumeur, on perçut distinctement le choc du liquide qui arrivait dans son intérieur. » (*P. Bérard.*)

B. *Gastrocèle de la ligne blanche.*

Si les auteurs qui nous ont précédés avaient pu ajouter le signe de la percussion médiate aux signes d'après lesquels ils concluaient à l'existence de certaines hernies de l'estomac, la question des hernies de la ligne blanche serait résolue pour tout le monde. Ces hernies, alors surtout qu'elles ne présentent pas un volume considérable, exigent, pour être reconnues, un procédé opératoire et des soins assez compliqués. M. *Veyne*, interne des hôpitaux, a si bien réuni toutes ces conditions, dans une Observation de *gastrocèle de la ligne blanche*, que je me plais à consigner ici cette observation dans tous ses détails, d'autant mieux qu'elle emporte la conviction :

« Jacques Léthur, âgé de vingt-trois ans, maçon, est entré, le 26 mai 1842, salle Saint-Raphaël, n° 12. Ce malade, qui a des formes athlétiques, éprouve depuis deux mois environ un sentiment de pesanteur vers la partie inférieure de la région épigastrique; depuis cette époque seulement, cette région est le siége d'une tumeur qui a progressivement augmenté sans être d'abord accompagnée d'aucun trouble fonctionnel; mais le malade accuse actuellement des douleurs épigastriques, se manifestant immédiatement après l'ingestion des aliments et persistant pendant toute la durée de la digestion stomacale. Le malade ignore la cause qui a déterminé l'apparition de cette tumeur.

Etat actuel. Située sur le trajet de la ligne

blanche, au-dessus de l'ombilic, elle présente les caractères suivants : elle a le volume d'un petit œuf de poule ; elle est oblongue, et son grand diamètre, obliquement dirigé de haut en bas et de droite à gauche, offre 5 centimètres environ; le diamètre transversal a 3 centimètres. Par la palpation, on éprouve la sensation que donne sur le cadavre l'application immédiate de la main sur le tube digestif rempli de gaz. Cette sensation de mollesse et d'élasticité est plus sensible encore si on la compare à la fermeté des parties voisines ; cette tumeur disparaît par la pression la plus légère, et l'on peut alors introduire deux travers de doigt dans une éraillure de la ligne blanche. M. *Plaindoux*, chirurgien en chef de l'hôpital de Nîmes, auquel j'ai montré ce malade, m'a dit n'en avoir jamais vu une aussi large dans sa vaste pratique. Cette tumeur est apparente, alors seulement que le malade est couché ; lorsqu'il est debout, elle disparaît : ce qui s'explique par la direction différente que, dans ces deux positions, l'abaissement du diaphragme imprime aux viscères abdominaux. Cette tumeur augmente de volume par la toux. Alors, à la région épigastrique, il y a trois saillies, deux latérales, se prolongeant en haut et en bas, avec des interruptions transversales, qui sont les muscles droits avec leurs intersections plus marquées, à cause de l'énergie des contractions. La saillie moyenne, représentant la tumeur dont je viens d'indiquer les caractères, est bien nettement circonscrite, et s'élève au-dessus du niveau des deux saillies latérales.

Je conclus de cet examen, que ce malade a une hernie de la ligne blanche, que cette tumeur est formée en tout ou en partie par une portion du tube digestif; mais mon examen est jusqu'ici insuffisant pour m'indiquer quelle est la portion du tube digestif qui est herniée. En raison de la position de la tumeur, on peut également supposer une hernie de l'estomac, du colon transverse, et même de l'intestin grêle.

Je cherche alors à éclaircir cette question par la percussion et la mensuration. J'obtiens par leur emploi les données suivantes :

Distance :

1° De l'appendice xiphoïde au pubis, 27 cent.

2° Du sternum à l'ombilic, 11.

3° Du bord inférieur du foie à l'ombilic, 6.

4° De l'appendice xiphoïde à la rate, 14.

5° De l'appendice xiphoïde au bord inférieur du foie, au niveau de l'épigastre, 5.

6° Du bord inférieur du foie au bord supérieur de la tumeur, 2.

7° Du bord inférieur de la tumeur à l'ombilic, 2.

Ces mesures, établies d'une manière sûre, à l'aide de la percussion, apprennent que le foie dépasse le rebord costal, qu'il est peu distant de l'ombilic, que l'estomac, refoulé par le foie, occupe cet espace, que, par conséquent, la tumeur située dans ce lieu doit être constituée par cet organe. Cette conclusion paraît d'autant plus fondée, que cet espace, également sonore sur tous les points, sauf sur la tumeur, où, en raison de l'épaisseur moindre des téguments, la sonorité est encore plus marquée, est circonscrit de tous côtés par des parties présentant à la percussion des différences notables. En haut, à gauche et sur une ligne au niveau de l'appendice xiphoïde, matité du cœur; à gauche, matité de la rate; à droite, matité du foie; en bas, sonorité beaucoup plus obscure, étendue transversalement au-dessus de l'ombilic (colon transverse rempli de matières et de gaz), et conservant au-dessous d'elle un espace mat occupé par l'intestin grêle rempli de matières. Cet espace, également sonore sur toute sa circonférence, et plus sonore que toutes les autres régions de l'abdomen, ne peut être occupé que par l'estomac, d'autant plus que cet espace circonscrit par des lignes a exactement la forme de l'estomac dilaté par des gaz.—Il y a donc *gastrocèle.*

Cependant on pouvait à la rigueur refuser à ce diagnostic la certitude mathématique : l'expérience suivante fut faite pour ne laisser aucun doute ; je recommandai au malade de ne boire ni manger le lendemain avant mon arrivée dans la salle ; le matin je constatai de nouveau les résultats obtenus la veille. Tout l'espace qui, d'après nos observations d'hier, est occupé par l'estomac, est toujours très-sonore, le malade étant couché sur le dos ; je le fais alors retourner et s'appuyer sur ses genoux et sur ses mains, de manière que la tumeur soit le point le plus déclive; je percute alors, et la sonorité est égale en étendue et en intensité à celle qui s'observe le malade étant couché sur le dos ; je lui fais prendre alors un verre de tisane, et la sonorité diminue, un second verre la rend plus obscure, la matité est complète au quatrième verre, et l'espace situé transversalement au-dessous (colon transverse), auparavant moins clair, est au contraire actuellement plus sonore.

Cette expérience faite et renouvelée pendant plusieurs jours, en présence de M. *Piorry*, de plusieurs internes et d'un grand nombre d'élèves, a toujours donné les mêmes résultats, et tous ceux qui les ont vus n'ont conservé aucun doute sur la certitude mathématique imprimée à ce diagnostic par la plessimétrie. Sur le conseil de mon collègue et ami, M. *Malespine*, j'ai appliqué l'oreille sur la tumeur au moment de la déglutition des liquides, et je percevais à chaque chute de ces liquides dans l'estomac plein de gaz, un râle comparable par sa nature au râle caverneux, mais beaucoup plus intense, à cause sans doute de la largeur plus considérable de l'espace où il se produisait. Ce dernier fait a été constaté par plusieurs de mes collègues, et les résultats ont été les mêmes pour tous. »

Si l'estomac venait à faire hernie soit sur les côtés de l'appendice xiphoïde, soit à l'ombilic, soit sur tout autre point des parois abdominales, il n'y a pas de doute que la percussion viendrait ajouter au diagnostic sa part de certitude, comme elle l'a fait pour les cas que je viens de citer.

Je ne possède aucune observation de hernie diaphragmatique de l'estomac, et je ne puis conséquemment pas dire quels seraient alors les résultats de la percussion ; mais je ne doute pas que cette méthode n'apportât quelque lumière dans cette question. Le moyen de la résoudre consisterait à percuter la poitrine avant, pendant et après l'ingestion des aliments solides ou liquides. A coup sûr, on trouverait le matin, le malade étant à jeun, une résonnance tympanique qui s'altérerait après le repas. Si l'on ne faisait prendre au malade que des boissons, il serait aisé de constater une ligne de niveau et le déplacement du liquide. Percutant ensuite au niveau des points qui correspondent à la place que l'estomac occupe habituellement, on n'obtiendrait point les signes plessimétriques que j'ai déjà fait connaître.

3° *Augmentation de volume de l'estomac.*

A. *Pneumatose de l'estomac* (*aérogastrectasie*). Cet état pathologique qu'on observe particulièrement chez les sujets nerveux, hystériques, etc., est remarquable par la résonnance qu'il fournit à la percussion dans une étendue plus ou moins considérable. Il est des cas où l'estomac distendu par des gaz, s'élève tellement dans le côté gauche, qu'il peut en imposer pour un pneumothorax. Le diagnostic est alors éclairé par la percussion des régions antérieures, latérales et postérieures de la poitrine.

B. *Hydropisie de l'estomac* (*hydrogastrectasie*). Dans cette maladie, l'estomac présente une dilatation plus ou moins considérable, et sa cavité renferme une grande quantité de liquide.

Lorsque l'on percute l'abdomen de haut en bas, le malade étant assis, on trouve, par une percussion légère, de la sonorité dans la partie la plus élevée de l'estomac, et de l'obscurité au niveau du liquide ; puis, à mesure que l'on se rapproche davantage de la grande courbure de l'estomac, le son devient encore plus obscur. Si l'on vient à percuter plus fortement sur le liquide, alors qu'il est peu abondant, ce n'est plus de l'obscurité qui se produit, mais bien un bruit humorique, dans quelques cas, et dans d'autres, une résonnance métallique. Ces divers phénomènes ont lieu dans une assez grande étendue. Le malade se couche-t-il horizontalement ? l'obscurité de son augmente d'étendue et s'élève vers l'épigastre.

On a confondu l'hydrogastrie avec l'ascite. Le diagnostic différentiel est aujourd'hui facile à l'aide de la percussion. En effet, tandis que dans la dilatation de l'estomac l'obscurité de son procède de haut en bas, elle existe primitivement, au contraire, aux parties les plus déclives dans l'ascite. Cette obscurité, due aux liquides contenus dans l'estomac, diminue d'étendue après les vomissements ; il n'en est pas de même dans l'ascite. Dans l'hydrogastrie, la quasi-matité descend à mesure que la maladie devient plus ancienne ; elle s'élève dans l'ascite. Celle-ci présente supérieurement une ligne de niveau, celle-là présente inférieurement une ligne courbe en rapport avec la grande courbure de l'estomac. Enfin, tandis qu'on trouve le son des intestins au-dessus de l'épanchement péritonéal (le malade étant assis), il existe au contraire dans l'hydrogastrie au-dessous de la grande courbure de l'estomac, à moins que celui-ci descende complétement jusqu'au pubis.

Est-il possible de confondre l'hydrogastrie avec l'hydropisie enkystée de l'ovaire ? La percussion rendra cette méprise difficile et même impossible, par la détermination précise du siége de l'affection.

La distinction serait moins facile s'il s'agissait d'un kyste volumineux existant dans l'épiploon ou dans le mésentère, et faisant saillie à la région épigastrique.

4° *Tumeurs de l'estomac.* « Lorsque l'estomac est le siége d'une tumeur solide, le doigt qui le percute y rencontre de la dureté et de la matité ; si cette tumeur occupe la partie antérieure de l'organe, et si des gaz se trouvent situés derrière elle, la percussion faite légèrement et sans appuyer beaucoup le plessimètre, donne un son mat ; celui-ci est remplacé par un son plus clair, lorsque l'instrument est percuté avec plus de force. » (*Piorry, Traité de Diag.* t. 2, p. 83.)

§ IX. Intestins.

Disposition anatomique. La partie la plus élevée de l'intestin grêle, connue sous le nom de *duodénum*, est profondément placée en arrière du foie, de l'estomac et des circonvolutions supérieures de l'intestin grêle proprement dit. Celui-ci occupe la plus grande partie de la cavité abdominale et le gros intestin le circonscrit assez exactement. Il est en rapport supérieurement avec l'arc du colon qui le sépare du foie, de l'estomac et de la rate; inférieurement il est plongé dans le petit bassin. J'en ai dit assez (page 199) sur les rapports du tube digestif pour n'avoir pas besoin d'y revenir ici; j'ajouterai cependant que le colon ascendant est plus superficiellement placé que le colon lombaire gauche, que ces deux portions du gros intestin reposent en dehors sur les parois abdominales, et que le rectum qui fait suite à l'S romaine est situé dans l'excavation du bassin, où il se trouve protégé en arrière par le sacrum et le coccyx.

Les diverses parties du tube digestif ne sont point également mobiles. La première portion de l'intestin grêle est la plus fixe de toutes; le duodénum et le jéjunum, au contraire, se déplacent avec la plus grande facilité. Cette mobilité de l'intestin grêle n'est point partagée par le gros intestin, et si l'S iliaque jouit d'une assez grande mobilité, le cœcum est en général assez fixe dans la fosse iliaque droite. Je n'ai pas à donnner ici des mesures rigoureuses touchant le calibre que l'intestin présente dans les différents points de son étendue ; je dirai seulement que le cœcum est après l'estomac la partie du tube digestif qui présente le plus grand volume, que sa capacité est en général plus grande que celle de l'intestin qui lui fait suite, et que dans quelques cas elle est double ou triple de celle de l'intestin grêle.

Il résulte de ce qui précède que l'on devra toujours rechercher dans la région qu'elle occupe le plus ordinairement telle ou telle partie de l'intestin qu'on se propose d'étudier.

De ce que le tube digestif ne présente pas le même calibre dans tous les points de son étendue, il résulte aussi que des fluides élastiques peuvent le distendre inégalement; et en effet, l'intestin grêle renferme en général moins de gaz que le gros intestin. Voilà pourquoi la résonnance ne doit pas être la même à l'état normal sur les différentes régions de l'abdomen, et c'est ce qui explique la possibilité d'apprécier assez exactement à travers les parois de l'abdomen la situation des diverses portions du tube digestif. On peut dire que la résonnance du cœcum est en général moins claire, moins tympanique que celle de l'estomac, mais qu'elle est supérieure à son tour à celle de l'S iliaque, à celle des colons ascendant et transverse, et à plus forte raison supérieure à celle de l'intestin grêle proprement dit.

Toutefois il ne faut pas s'attendre à rencontrer constamment des lignes de démarcation bien tranchées entre le son du gros intestin et celui de l'intestin grêle; cette distinction n'est pas toujours possible. Lorsque la portion iliaque du colon est assez distendue par des gaz, elle fournit presque autant de son que la région cœcale.

Si l'intestin grêle se trouve revenu sur lui-même, ou bien si l'on vient à l'examiner quelque temps après la digestion stomacale, il donne un son plus ou moins obscur, tandis que les gros intestins conservent leur résonnance. Par contre, si le cœcum ou l'intestin qui lui fait suite renferment des matières solides, les points correspondants donnent lieu à de la matité, tandis que l'intestin grêle distendu par des gaz produit un son plus ou moins clair. — Le tube digestif peut contenir à la fois des liquides et des fluides élastiques, la percussion y détermine alors le plus souvent le bruit hydraérique (humorique). Dans tous les cas qui viennent d'être cités, la résistance aux doigts n'est pas la même; la présence des gaz leur fait éprouver une sensation d'élasticité, les matières solides résistent à la main qui percute, les liquides cèdent au contraire et sont remarquables par leur mollesse.

Procédé opératoire.

Pour la percussion de l'abdomen on fera coucher le malade sur le dos, en ayant soin de faire mettre les muscles abdominaux dans le relâchement. Pour remplir cette indication, le malade fléchira les jambes sur les cuisses et les cuisses sur le bassin.

Avant de procéder à l'exploration du tube alimentaire, on limitera inférieurement le foie, la rate et l'estomac; ce dernier organe surtout devra être l'objet d'une étude toute particulière. Cela fait, on pratiquera la percussion sur les parois abdominales en commençant par l'ombilic, et en se dirigeant de là en rayonnant dans tous les sens, afin de se faire une idée générale de l'état physique du tube digestif. En procédant ainsi, on trouvera à droite, au niveau de l'épine iliaque antéro-supérieure, la sonorité tympanique du cœcum ; à gauche celle de l'S iliaque ; sur les côtés le son clair du colon lombaire droit et du colon lombaire gauche ; en haut la sonorité du colon transverse au-dessous du foie et de l'estomac. Pour peu que l'on conserve des doutes sur la position respective des deux derniers viscères, on fera prendre au malade quelques verrées de liquide ; les points déclives occupés par l'estomac changeront de son, ainsi que je l'ai déjà dit (p. 283), tandis que rien de semblable ne se passera du côté du gros intestin, qui conservera la même résonnance qu'auparavant.

Applications pratiques de la percussion à l'étude du tube digestif.

« Une sonorité anormale dans l'intestin grêle, tandis que les gros intestins donnent lieu à de la matité, indique que des gaz distendent les premiers de ces viscères, et souvent que des matières stercorales existent dans les seconds et gênent la sortie de ces gaz.

« Une matité prononcée dans le cœcum et dans l'S iliaque sont d'excellents indices de la constipation. Si cette matité est accompagnée de sensation de résistance aux doigts, les matières sont dures ; le contraire a lieu dans une circonstance opposée.

« Par la comparaison que l'on établit entre le siége d'une douleur abdominale et la présence des bruits que donne la percussion, on reconnaît dans certains cas le siége d'une douleur intestinale.

« Si un rétrécissement dans les gros intestins est situé assez haut pour ne pouvoir être exploré avec le doigt ou le cathéter, il est possible, à l'aide d'injections abondantes dans le rectum, et qui s'élèvent jusqu'au rétrécissement sans pouvoir le dépasser, de déterminer la hauteur de la lésion, car au-dessous se trouvera la matité des liquides, et au-dessus la sonorité des intestins remplis de gaz. » (*Piorry.*)

Ajoutons l'autorité des faits à quelques-unes de ces propositions.

1re OBSERVATION. *Engouement des gros intestins par des matières fécales. Mouvement fébrile. Lavements purgatifs.*

« Une femme âgée de cinquante-deux ans,

mère de sept enfants, est sujette à des constipations qui donnent lieu de temps en temps à des indispositions assez fortes, qui se traduisent par une céphalalgie sus-orbitaire, des chaleurs dans tout le corps, de la soif, de l'inappétence, des envies de vomir. Pas de selles depuis huit jours, et cependant le ventre n'est pas douloureux, mais il est rénitent. L'intestin grêle et le colon descendant résonnent à la percussion. Le cœcum, l'S iliaque, les colons ascendant et transverse donnent de la matité. — *On prescrit un lavement huileux et du bouillon aux herbes.* La malade va deux fois à la selle, elle se trouve déjà mieux. La matité des intestins est moins considérable. De nouvelles selles surviennent, des matières solides et liquides sont rendues, le ventre devient souple et sonore, et la malade sort de la Charité six jours après y être entrée. »

2me Observation. *Tumeur stercorale dans le colon transverse. Vomissements. Lavements émollients et purgatifs. Cessation des accidents.*

« Une jeune femme est prise de dévoiement, de fièvre et de vomissements. Ces accidents persistent quinze jours, après lesquels les fonctions de l'estomac se rétablissent, sous l'influence de la glace. Trois semaines après, la malade retombe dans le même état que la première fois. On l'examine attentivement et l'on reconnaît à l'aide de la percussion, au niveau de l'épigastre, une tumeur dure, résistante, arrondie. Des applications émollientes, des sangsues amènent peu de soulagement. La glace administrée à l'intérieur arrête les vomissements, tandis que la limonade et les autres tisanes les déterminent. La tumeur existe toujours. A gauche d'elle la percussion donne de la sonorité, et à droite de la matité qui s'étend jusqu'au foie. Tiendrait-elle par hasard à la présence de matières fécales dans le colon transverse ? Pour s'en assurer on administre à la malade un lavement purgatif ; il provoque la sortie d'une grande quantité de matières dures et moulées. Des lavements émollients déterminent les jours suivants de nouvelles selles. La tumeur épigastrique a disparu, et les vomissements se sont dissipés avec elle. » (*Raciborski*, Thèse du 2 décembre 1834.)

3me OBSERVATION. *Stase de matières stercorales dans le cæcum et dans l'S iliaque. Rétrécissement du rectum.*

M. Piorry a publié dans le *Bulletin clinique*

(t. 1, p. 8) l'observation intéressante d'une femme tourmentée depuis longtemps par des hémorrhoïdes externes, et qui éprouvait fréquemment vers l'ombilic des douleurs vives, dont la cause était inconnue. Comme on ne trouve rien qui les puisse expliquer, on interroge les organes abdominaux par la percussion, et l'on trouve de la matité au niveau du cœcum et de l'S iliaque. Ce résultat inattendu éveille l'attention, et fait porter le doigt dans le rectum. On trouve, à 4 pouces de profondeur, un rétrécissement dans lequel il est impossible de faire pénétrer le doigt. On introduit d'abord une sonde très-fine de gomme élastique, puis une mèche, puis un fragment d'éponge préparée, et enfin des mèches de plus en plus épaisses. La malade rend une grande quantité de matières, et les coliques ne se montrent plus.

4me OBSERVATION. *Compression de la veine cave* ou *de la veine iliaque gauche par une tumeur stercorale. OEdème consécutif du membre inférieur correspondant.*

On lit dans les *Archives générales de médecine* pour l'année 1834, l'observation d'un œdème du membre inférieur gauche, déterminé par une tumeur stercorale, comprimant la veine hypogastrique ou le commencement de l'iliaque gauche. On reconnaît, au moyen de la percussion, la présence de matières fécales accumulées dans l'intestin. Une bouteille d'eau magnésienne est prise par le malade; il va plus de douze fois à la selle et très-abondamment. Trois ou quatre jours après l'œdème est complétement dissipé, l'intestin est souple et sonore. Un mois après, on revoit le malade qui n'avait pas cessé de se bien porter.

Il me serait facile de multiplier les exemples qui témoignent de l'utilité pratique de la plessimétrie dans l'exploration du tube intestinal; mais comme M. le docteur *Chrestien* s'est parfaitement acquitté de cette tâche, je ne saurais mieux faire que de renvoyer à sa Thèse.

1° *Hémorrhagies intestinales* (*hémentérorrhagie*).

La percussion ne peut-elle pas porter quelque lumière sur le point de départ de ces hémorrhagies?

M. *Piorry* a consigné dans son *Traité de la percussion médiate* l'observation suivante: « Un malade portait un rétrécissement du rectum, formé par un bourrelet que surmontaient des végétations volumineuses, et ce malade avait eu plusieurs hémorrhagies intestinales. Quelle en étaitla source? MM. *Edwards* et *Piorry* désirent savoir jusqu'à quel point la maladie s'étend vers l'abdomen. Ils examinent avec soin les régions correspondantes au rétrécissement, et ils trouvent au niveau du cœcum un son mat qui ne change pas, de quelle manière qu'on pratique d'ailleurs la percussion.

Du sang serait-il, par hasard, contenu dans le cœcum? MM. *Edwards* et *Piorry* ne sont pas éloignés de le croire, et tandis qu'ils délibèrent sur l'état du malade, celui-ci rend par le fondement beaucoup de sang noir et en partie coagulé. La percussion médiate est alors pratiquée de nouveau; le son mat de la région cœcale a disparu, il est remplacé par la résonnance. La source du sang était probablement au-dessus du rétrécissement.

2° *Météorisme. — Tympanite intestinale* (*aérentérectasie*). Les auteurs ont désigné sous ces dénominations le développement plus ou moins considérable que le ventre est susceptible d'acquérir par l'accumulation de gaz dans le tube digestif. Le météorisme s'entend d'un accroissement de volume du ventre bien supérieur à celui de l'état normal, et la tympanite exprime la même idée, avec cette différence seulement qu'elle s'applique plus spécialement à la distension intestinale portée à son plus haut degré. Les conséquences de cet état pathologique sont un refoulement plus ou moins considérable du muscle diaphragme, et par suite, de la gêne dans la respiration et dans les mouvements du cœur. La percussion rend raison de ces troubles fonctionnels en faisant connaître 1° que le poumon est moins sonore qu'à l'état normal ; 2° que le cœur et le foie sont plus rapprochés des clavicules. Le ventre percuté donne un son d'autant plus clair, plus tympanique, que l'aérentérectasie est plus considérable. Ce son est uniforme, il existe dans une très-grande étendue ; on le trouve plus ou moins haut dans les hypochondres au-dessous du rebord inférieur du foie, qui s'élève à des degrés divers au-dessus du rebord des cartilages des fausses côtes. Le son hépatique est excessivement facile à obtenir ; toutefois, la limitation de cet organe en bas réclame une percussion très-légère. Les diamètres du foie, au niveau de l'aisselle, du mamelon, de la ligne médiane, etc., sont moins grands qu'avant la maladie.

3° *Changements de place de l'intestin.* Si le foie, la rate, l'utérus, la vessie, etc., sont susceptibles de se précipiter hors de la cavité abdominale dans la production des hernies, à plus forte raison en doit-il être ainsi du tube digestif, et en particulier de l'intestin grêle et de l'épiploon qui sont, ainsi que je l'ai déjà dit, les plus mobiles de tous les viscères contenus dans la cavité sous-diaphragmatique.

La tumeur herniaire peut être formée par l'intestin, par l'épiploon, ou bien à la fois par l'un et par l'autre de ces organes.

Entérocèle. S'agit-il d'une hernie formée par l'intestin ? les résultats fournis par la percussion sont variables suivant la consistance de la tumeur au moment même de l'examen. Renferme-t-elle des gaz ? elle est sonore à la percussion. Renferme-t-elle, au contraire, des matières molles ou solides ? on y trouve de l'obscurité de son dans le premier cas, de la matité dans le second. Ce dernier caractère s'observe surtout dans l'accumulation de matières alimentaires ou stercorales dans une anse intestinale actuellement engouée.

Epiplocèle. Est-ce l'épiploon qui forme la hernie ? la tumeur donne lieu à une obscurité de son plus ou moins considérable et persistante.

Entéroépiplocèle. Que si la hernie se trouve composée par l'intestin et par l'épiploon, une partie de la tumeur est ordinairement sonore, élastique à la percussion, tandis que l'autre est obscure et peu résistante.

Hernies inguinales. Elles sont fréquemment constituées par l'intestin grêle, le cœcum, la portion descendante du colon. On aura quelque raison de penser qu'il s'agit du cœcum si la tumeur existe à droite, si elle résonne très-bien à la percussion, si elle donne en un mot les caractères plessimétriques qui sont propres au cœcum, en même temps qu'on ne les rencontre plus au niveau de la région iliaque droite. Tant que la hernie existe encore à l'aine (bubonocèle), le son clair qu'elle donne n'occupe pas en général une grande étendue ; mais lorsqu'elle s'est prolongée jusqu'au fond des bourses (oschéocèle), on la reconnaît au son tympanique de l'intestin. Ce dernier caractère suffira pour distinguer une *entérocèle* d'une *hydrocèle*, car celle-ci n'est pas sonore à la percussion. On en peut dire autant des bubons et des abcès siégeant à l'aine. C'est dans le diagnostic des hernies qu'il importe de percuter d'une manière convenable. On se contentera d'appliquer le plessimètre sur la tumeur et de le frapper légèrement avec un seul doigt, et en l'effleurant. Si la tumeur est assez considérable pour qu'on puisse la percuter, non d'avant en arrière, mais latéralement, comme l'a fait pour la première fois M. *Piorry* en 1829 (*Gaz. méd.*, 20 fév.), et qu'elle vienne à résonner, on aura la certitude que la sonorité n'est point due à la masse intestinale située derrière la tumeur, mais bien à la tumeur elle-même.

Les hernies inguinales compliquées d'hydrocèle pourront encore être reconnues à l'aide de la percussion. M. *Piorry* rapporte un exemple de cette nature dû à M. le docteur *Amussat*, et je puis en citer un autre qui m'est propre : Un homme, âgé d'une quarantaine d'années, portait dans le scrotum du côté gauche une tumeur médiocre pour laquelle il vint consulter M. *Nélaton*. Ce chirurgien voulut savoir si la percussion toute seule suffirait pour en reconnaître la nature. Il me pria donc d'examiner le malade plessimétriquement. Je trouvai une résonnance anormale au-dessus de l'arcade crurale, et de la matité sur tous les points de la tumeur, si ce n'est tout à fait en haut. Cette matité n'offrait pas la résistance d'une tumeur cancéreuse, tuberculeuse, etc., du testicule. En conséquence, je pensai qu'il s'agissait d'une *hydrocèle* compliquée d'une *entérocèle*. C'était là précisément le diagnostic que M. *Nélaton* avait porté.

Hernie crurale. Elle ressemble tellement

dans quelques cas à des tumeurs d'une autre nature, placées dans la région inguinale, que des chirurgiens d'ailleurs très-habiles ont pris ces tumeurs pour des hernies et réciproquement. *Boyer* rapporte des exemples de ces méprises. On fera donc bien de mettre à profit la percussion médiate toutes les fois que le diagnostic ne pourra pas être suffisamment éclairé par les moyens ordinaires.

Est-il permis d'espérer qu'on puisse quelquefois savoir quelle est la portion d'intestin qui fait partie de la hernie ? Je ne suis pas en mesure de répondre à cette question d'une manière satisfaisante. Si les bruits fournis par la tumeur sont modifiés par des injections dans le rectum, dit M. *Piorry*, il est évident qu'il s'agit du gros intestin. Les applications pratiques de ce fait, dit-il encore, peuvent être d'une grande importance en chirurgie. M. *Chrestien* ajoute (*Oper. cit.* p. 70) que l'idée est fort ingénieuse.

Je termine ici ce chapitre dont je suis loin d'être satisfait ; je laisse aux chirurgiens le soin de traiter cette question d'une manière plus convenable et plus complète que je ne saurais le faire moi-même en ce moment. Je conçois combien d'expériences il y aurait à faire sur les malades, non moins que sur les sujets morts avec des hernies ; mais le temps et les occasions m'ont fait défaut pour me livrer à des recherches suivies à cet égard.

§ X. PÉRITOINE.

Disposition anatomique. « Le péritoine, qui est la plus vaste de toutes les membranes séreuses, tapisse les parois de l'abdomen et enveloppe la presque totalité des viscères contenus dans cette cavité. Elle donne naissance aux vastes replis qui constituent les épiploons.

« Espèce de sac sans ouverture chez l'homme, cette membrane présente une solution de continuité chez la femme, dans le point correspondant à l'extrémité de la trompe.

« Sa surface interne, libre et lisse, est le siége d'une exhalation séreuse et d'une absorption qui, dans l'état naturel, sont dans un parfait équilibre. » (Cruveilhier.) Il n'existe pas de gaz dans son intérieur à l'état physiologique, on n'y rencontre pas non plus la moindre collection de liquide, ce qui fait que le feuillet viscéral et le feuillet pariétal sont contigus et par conséquent susceptibles d'être écartés plus ou moins l'un de l'autre par les fluides renfermés accidentellement dans la cavité du péritoine.

1° *Hydropisie ascite* (*hydropéritonie*). Toute hydropisie ascite, quelle qu'en soit la cause (obstacle à la circulation du sang dans la veine porte; obstacle au cours du sang, soit dans le cœur, soit dans les gros vaisseaux, soit dans les poumons; augmentation de sécrétion normale dans le péritoine, etc.), présente en dernière analyse un résultat identique, c'est-à-dire une collection plus ou moins considérable de sérosité dans la cavité abdominale. La percussion peut nous servir à constater l'existence ou la non-existence de cet état pathologique; mais là se bornent ses ressources; il appartient au médecin de rechercher par d'autres méthodes d'exploration les causes qui président à la formation de l'épanchement.

Nous venons de voir qu'à l'état physiologique la surface contiguë du péritoine se trouve simplement lubréfiée par une vapeur séreuse; mais pour peu que le liquide vienne à augmenter de quantité, il gagne par son propre poids les parties les plus déclives de l'abdomen, à l'exception pourtant de celles qui sont occupées par le foie, la rate, les reins, la vessie distendue par de l'urine, l'intestin rempli de matières solides ou fixé par des adhérences aux parois abdominales. Hors ces circonstances parfaitement indiquées, du reste, par M. *Piorry*, le liquide coule entre les intestins, les sépare et tombe dans la partie déclive (1). Or, comme cette déclivité répond aux flancs dans le décubitus horizontal, c'est dans les flancs que le liquide s'amasse. A mesure que les proportions de ce liquide augmentent, il s'élève, et l'intestin plus léger surnage jusqu'à ce que l'abondance de l'épanchement soit telle qu'il s'étende dans tous les sens au delà des limites que l'intestin lui-même peut atteindre,

(1) La connaissance du déplacement du liquide dans l'abdomen, lors des changements de position du malade dans son lit, remonte à la plus haute antiquité. C'est dans ce déplacement même, non moins que dans la fluctuation qui se produisait à sa suite, que Galien trouvait un signe caractéristique de l'existence d'un liquide dans la cavité du ventre, comme on peut s'en convaincre par le passage suivant : « Ac primo loco nobiscum repetemus non posse in aquâ inter cutem nos, humor sit, an spiritus, qui in regionibus ventris continet tactu explorare, nisi cavatâ pressu cute, et vero frequenter non cavari conspicias in sinceris ascitis, et aquâ inter cutem, quem tympanitem vocant. Sed ad veram notitiam comparandam pulsare cogimur abdomen, ut attendamus, si veluti tympanum resone. Secundo loco aliter componere hominem, et in latera convertere, quo fluctuationem aliquam exaudiamus : ac nobis strepitus in modum tympani spiritum annuntiat : fluctuatio humorem. Uno vero admoto tactu distentum abdomen, non deprehendas, ex aere sit an ex aquâ. » (Galenius, *De dignoscendis pulsibus*, lib. IV, cap. III, pag. 83, tom. II. *Venitiis*, ann. MDLXII.)

fixé qu'il est par son attache péritonéale. Il faut bien forcément alors qu'il soit enveloppé de toutes parts par la matière de l'épanchement. Dès ce moment, plus il se forme encore de liquide, plus les parois abdominales se distendent et s'éloignent elles-mêmes de l'intestin et de la colonne vertébrale.

Ces notions générales suffisent pour faire pressentir les résultats que l'on doit attendre de la percussion dans l'ascite, suivant que la sérosité s'élève plus ou moins haut dans la cavité abdominale; elles mettent aussi sur la voie pour savoir de quelle manière il convient de procéder pour établir ce diagnostic avec certitude.

Non-seulement le liquide occupera toujours les parties les plus déclives, mais encore il affectera la direction d'une ligne de niveau toujours perpendiculaire à l'axe du sol. Cette ligne sera donc parallèle à la colonne vertébrale si le malade est couché horizontalement, tandis qu'on observera le contraire si le malade est assis ou debout.

Procédé opératoire.

Deux procédés peuvent être employés à la recherche de l'ascite : ce sont la percussion directe et la percussion médiate.

J'ai déjà dit qu'au temps même de *Galien*, la fluctuation était mise à profit pour établir le diagnostic; mais je ne sache pas que la percussion soit entrée pour rien dans la production de ce phénomène, tandis qu'elle était recommandée dans la tympanite. Il faut remonter au commencement du dix-huitième siècle pour voir appliquer la percussion à l'hydropisie ascite. On lit en effet dans l'histoire de l'Académie royale de chirurgie pour l'année 1703, une énumération des signes qui peuvent servir à distinguer l'ascite de la péritonite, dans laquelle *Duverney le jeune* attache à la fluctuation une importance plus grande que ne le faisaient les médecins de son temps; toutefois *Duverney* reconnaît que la fluctuation et le contre-coup ne sont pas chez tous les ascitiques également sensibles en frappant sur les côtés opposés, soit à cause d'une tension extraordinaire, soit par l'épaisseur des téguments; aussi recommande-t-il de pratiquer la percussion d'une autre manière, en mettant une main sur l'ombilic en même temps qu'on frappe avec l'autre de bas en haut sur les parois abdominales. *Duverney* avait, à ce que l'on rapporte, une grande habitude de ce mode d'exploration dans l'hydropisie ascite, ce qui n'empêche pas qu'il ait parfois commis des erreurs de diagnostic, « dans des occasions où il avait cru sentir la fluctuation et le contre-coup, lorsqu'il n'existait dans les intestins qu'un mélange de matières gluantes et de vents. » Aussi l'expérience lui avait-elle appris que le pronostic de l'ascite réclame de la part du médecin une grande réserve et beaucoup d'attention.

Van Swieten, qui se plaît à rendre justice à *Duverney*, déclare que rien n'est plus facile que de saisir la fluctuation et l'écoulement du liquide sur le côté où le malade se couche, lorsque le liquide ne remplit pas complétement la cavité abdominale; dans le cas contraire, dit-il, c'est-à-dire lorsqu'on est appelé à une période tellement avancée de la maladie que tout l'abdomen est distendu par la matière épanchée, l'établissement du diagnostic exige plus de soin. Après ces considérations, *Van Swieten* expose ainsi que suit le procédé opératoire de la percussion : « *Solent autem medici sic examinare tumidum abdomen : digitos applicant utrimquè lateribus abdominis, dein uno digito fortiter percutiunt unum latus, si tunc sentiant undulationem digitis eodem tempore opposito lateri applicatis, credunt impletum esse liquido abdomen, et non sine ratione.* » *Van Swieten* ajoute que ce procédé a induit en erreur des hommes très-versés dans le diagnostic de l'ascite, et il rappelle à cette occasion l'avertissement donné par *Sydenham*, à savoir : « *Excrescentias carnosas prœternaturales quandoquè abdominis hydropem mentiri.* » (*De hydrope*, pag. 611.) Cette circonstance n'a point échappé à l'attention des observateurs de notre siècle, d'autant mieux qu'ils avaient remarqué que pour percevoir la fluctuation, l'une des mains étant appliquée sur l'un des flancs, tandis que l'autre main est appliquée sur le flanc opposé, il est nécessaire que la colonne du liquide communique d'un flanc à l'autre. Voilà pourquoi M. *Tarral* proposa, dès l'année 1830, un mode particulier de percussion, dite *périphérique*, à l'aide duquel on détermine la fluctuation. Ce mode consiste à appliquer la main gauche seulement sur la région que l'on se propose d'explorer, et à frapper ensuite l'abdomen avec l'indicateur de la main droite, mais obliquement et comme en rasant la surface. L'indicateur gauche reçoit la sensation presque instantanément. (*Journal hebdomadaire de médecine*, n° 82, ann. 1830.)

A l'aide de ce procédé, dont l'utilité a été constatée par M. *Raynaud*, on peut reconnaître des épanchements péritonéaux très-peu considérables ; mais on obtient les mêmes résultats à l'aide de la percussion plessimétrique. C'est à dessein que je m'exprime ainsi, parce que tout le monde s'accorde à reconnaître, et M. *Bouillaud* est de ce nombre (voyez l'art. ASCITE du *Dict. de Médec. et de Chir. pratiq.*), que dans le diagnostic de l'ascite le plessimètre est préférable aux doigts employés seuls. Cette préférence s'explique par la plus grande difficulté qu'éprouvent les sons à se propager à travers des parties molles, telles que les parois abdominales et les parties charnues qui enveloppent les phalanges.

Pour retirer tous les avantages possibles de la percussion plessimétrique, on fera coucher le malade alternativement sur le côté droit et sur le côté gauche du lit, et l'on se placera sur le côté correspondant, afin de rendre l'exploration plus facile. Le malade changera souvent de position, et dans chacune d'elles on limitera avec le plus grand soin la hauteur de l'épanchement. S'il est si peu considérable qu'il puisse s'enfermer en totalité dans l'excavation du bassin, dans l'attitude assise, on fera prendre au malade une position telle que le liquide vienne gagner un point quelconque des régions antérieures ou latérales de l'abdomen. On appliquera dès lors le plessimètre sur la partie la plus déclive des parois abdominales, et l'on aura soin de le frapper légèrement et en l'effleurant en quelque sorte avec un seul doigt, afin de saisir au moindre défaut d'élasticité, à l'obscurité du son la plus légère, la plus petite trace du liquide; en outre, on se contentera d'abord de tenir le plessimètre au contact de l'abdomen; car il pourrait se faire que par la dépression de ces parois on refoulât, de part et d'autre, la matière de l'épanchement, et qu'on n'obtînt ainsi que la résonnance intestinale. Pour apprécier d'une manière assez exacte la quantité du liquide amassé dans le péritoine, on commencera par limiter l'étendue de l'obscurité du son, sauf à déprimer ensuite les parois de l'abdomen pour connaître la distance qui les sépare des anses intestinales. Après ce premier examen, on fera prendre au malade une autre position, et l'on comparera les résultats de cette épreuve avec ceux qu'avait déjà fournis la précédente. Mais l'épanchement peut exister en plus grandes proportions dans la cavité péritonéale, de manière à occuper le large enfoncement qu'on découvre de chaque côté de la colonne vertébrale; on recherchera donc à droite et à gauche la hauteur du liquide, et l'on trouvera sur tous les points de son étendue un défaut de son et une résistance aux doigts d'autant plus marqués qu'on pratiquera la percussion plus inférieurement. Au-dessus de la ligne de niveau, on trouvera une résonnance d'autant plus claire que le tube digestif renfermera des gaz en plus grande abondance.

Alors sera venu le moment de faire pencher le malade sur le côté droit ou sur le côté gauche, et le liquide se portera sur le côté le plus déclive, qui rendra moins de son que précédemment, tandis que le contraire s'observera pour le côté opposé, qui résonnera davantage et dans une étendue plus grande; ainsi, dans l'un comme dans l'autre cas, la matité du liquide s'élèvera plus haut dans le côté déclive, que cela n'avait lieu dans le coucher en supination.

Le malade vient-il à s'asseoir? la matité se déplace à l'instant; on la trouvait tout à l'heure dans les flancs, elle existe maintenant par en bas (1). Pour peu que la matière de l'épanchement devienne plus considérable, la matité s'élève en proportion, et bientôt la région ombilicale toute

(1) Rien ne s'oppose jusqu'ici à ce qu'on puisse limiter le foie, la rate, les reins, etc. On fera placer le malade sur le côté gauche pour mesurer le foie; on lui fera prendre une position inverse quand il s'agira de limiter la rate; on le fera placer enfin à quatre pattes quand on voudra procéder à l'exploration du rein.

seule résonne, et cette résonnance est ordinairement supérieure à celle de l'état normal. Il existe en effet alors des gaz en plus grande abondance dans les portions d'intestin qui surnagent ; et si, partant de l'ombilic comme d'un centre, on s'éloigne dans tous les sens de la région ombilicale en percutant toujours, on trouve encore la matité de l'épanchement tout autour de l'ombilic et sur une ligne de niveau.

Si l'on fait mettre le malade sur les coudes et sur les genoux, la région ombilicale cesse d'être sonore (1).

Enfin le mésentère est-il trop court pour affecter des rapports immédiats avec les parois abdominales, on obtiendra de la matité sur tous les points correspondants au liquide épanché.

Indépendamment des signes physiques dont je viens de parler, il est un autre signe qui mérite d'être mentionné ; je veux parler *du bruit humorique* qui résulte du choc du liquide contre les intestins. Le timbre de cette résonnance n'est pas toujours le même, il est plus ou moins clair et ressemble infiniment, dans quelques cas, à celui qui résulte de l'agitation d'un liquide contenu dans une carafe à moitié pleine.

(1) Il est alors à peu près complétement inutile de songer à limiter les reins, le foie, la rate, etc.

« Lorsque la matière de l'épanchement est répandue entre les masses intestinales et qu'elle n'est pas en grande quantité, il arrive que le bruit hydraérique se rencontre au moyen d'une pression assez forte, faite avec le plessimètre sur les viscères, et de la percussion qu'on y pratique ; c'est ordinairement vers les flancs qu'on le rencontre. » (*Piorry*, *Proc. opér.*, page 144.) Il m'est arrivé bien des fois de rendre ce phénomène aussi sensible qu'on puisse le désirer, en employant un autre mode de percussion : il consiste à appliquer le plessimètre à auricules mobiles sur les points qu'on veut explorer, à fixer l'instrument avec les doigts indicateur et médius qui s'appliquent sur les auricules fixées comme la plaque de métal sur les parois abdominales, et à pratiquer alors la percussion sur le plessimètre. Celui-ci, cédant à l'impulsion de la main qui le frappe, s'élève et s'abaisse en suivant les mouvements des parois abdominales.

On a conseillé de limiter la hauteur de l'épanchement avec le nitrate d'argent, afin de pouvoir constater s'il augmente ou s'il diminue. Pour acquérir des notions précises à cet égard, on fera prendre au malade l'attitude qu'il avait choisie lors de l'exploration précédente, et l'on tiendra compte également des conditions dans lesquelles se trouvent les intestins, parce que s'il venait à se développer dans leur intérieur des gaz en proportions notables, le niveau du liquide pourrait par cela même s'élever; et *vice versâ*.

2° *Application de la percussion à l'opération de la paracenthèse.* « Dans l'ascite ordinaire, a dit M. *Velpeau* (*Méd. opér.* t. VI, page 7), il est à peu près impossible d'intéresser les intestins, parce qu'ils se trouvent refoulés par la sérosité vers la colonne vertébrale ou le diaphragme. Quand même ils resteraient libres et flottants, le mésentère n'est pas assez long pour que le trois-quarts puisse les atteindre; mais si des adhérences en fixaient une anse aux parois de l'abdomen, nul doute que l'instrument ne pût les ouvrir et donner issue aux matières fécales, comme on en rapporte des exemples. »

On ne mettra pas moins de soins à s'assurer, autant que possible, de la position de la rate, du foie, du cœcum et de l'S iliaque du colon. M. *Velpeau* recommande instamment cette précaution quand on se dispose à pratiquer la paracenthèse. Du reste, il sera toujours prudent de rechercher à quelle distance l'intestin se trouve des parois de l'abdomen. Pour le savoir on déprimera plus ou moins ces parois avec le plessimètre, et de cette manière on jugera à quelle profondeur le trois-quarts peut être introduit sans danger.

3° *Péritonite.* Une observation de M. *Piorry*, consignée dans le *Bulletin clinique* (t. II, page 33), démontre l'importance de la percussion dans les cas de péritonite où l'on voudrait donner issue au liquide épanché. Dans tous les cas on ne saurait jamais être trop réservé dans l'exploration de l'abdomen, d'autant mieux qu'en faisant prendre au malade diverses positions, on s'exposerait à rompre les adhérences nouvelles, si l'on n'apportait pas à cet examen les soins et les ménagements que réclame l'intérêt du malade.

4° *Hydropisies enkystées de l'abdomen.* « Le foie, la rate, l'épiploon, le mésentère, l'estomac, les intestins eux-mêmes, dit *Boyer*, peuvent devenir le siége d'une tumeur cystique remplie d'une matière dont la quantité et les qualités varient singulièrement et dans laquelle nagent presque toujours des hydatides en plus ou moins grand nombre ; mais l'hydropisie enkystée ne se forme nulle part aussi souvent que dans les ovaires. » (*Oper. cit.* t. VII, page 437.) Je renvoie donc, pour ce qui a trait aux signes plessimétriques de cette affection, à ce que j'ai dit des tumeurs hydatiques (pages 46 et suiv.) et de l'hydropisie enkystée des ovaires (p. 243).

5° *Tumeurs de l'abdomen.* Non-seulement la percussion médiate, en donnant des notions précises sur la densité des tumeurs abdominales, jette quelque lumière sur la nature de ces tumeurs, mais encore elle peut servir à faire connaître plus ou moins exactement leur siége, leurs rapports, leur forme et leur volume, témoin l'observation d'une affection carcinomateuse du mésentère diagnostiquée pendant la vie, par M. *Piorry* (*Perc. méd.*, page 158); témoin encore l'observation recueillie par M. *Lemaire* à l'hôpital clinique de la Faculté. Il s'agissait d'un cancer du testicule qui avait envahi une grande partie du bassin et des parois abdominales chez un sujet âgé de soixante ans. Ce cancer avait envahi d'abord le testicule gauche, et puis il avait pénétré dans l'abdomen par le canal inguinal, à l'orifice externe duquel il se divisait en deux branches, l'une antérieure, l'autre postérieure. La branche antérieure avait cheminé dans le tissu cellulaire sous-péritonéal, entre le péritoine et le muscle transverse jusqu'à l'ombilic: elle s'étendait à gauche jusqu'à la crête iliaque, et se prolongeait à droite jusqu'à 27 mm. au delà de la ligne médiane. Supérieurement elle ne dépassait pas cette ligne, mais elle occupait tout le flanc gauche. Une petite languette se détachait dans ce point de la tumeur principale.

La branche postérieure de la tumeur était aussi sous-péritonéale; elle pénétrait dans le petit bassin en longeant la face postérieure du pubis, d'où elle remontait le long de la face externe de la colonne lombaire du côté gauche jusqu'à la partie supérieure du rein, où elle se terminait. La partie de la tumeur qui occupait la paroi antérieure de l'abdomen et celle qui occupait le côté gauche de la colonne lombaire furent limitées par M. *Lemaire* avec la plus grande facilité. Il en fut de même du reste de la tumeur plongeant dans le bassin. Celle-ci fut limitée à travers le sacrum et les os coxaux. Les limites indiquées par la percussion furent partout tracées avec de l'encre, et l'exactitude de ces limites fut démontrée par l'ouverture du cadavre, qui fut faite en présence de MM. *Huguier*, chef de service; *E. Cloquet* et *Dequevauvillers*, internes, et de plus de trente élèves.

6° *Abcès de l'abdomen.* Après avoir énuméré quelques-unes des causes qui rendent obscure dans certains cas la fluctuation des abcès, après avoir rappelé un signe diagnostique important, indiqué par M. Vidal (*Pat. ext. et méd. opér.*, t. 1, p. 223), et qui consiste en un *choc de retour* ressenti par l'opérateur, alors que pour éclaircir ses doutes sur l'existence probable d'une collection de liquide, il divise les tissus couche par couche, en ayant soin de porter après chaque incision dans le fond de la plaie, pour sentir la fluctuation, le doigt, ou bien la sonde, si le doigt est trop volumineux; après avoir dit que la percussion ne révèle pas seulement de la matité dans un abcès, mais qu'elle fait sentir *ce choc de retour* si heureusement signalé par M. *Vidal*, M. *Chrestien* rapporte l'observation suivante, qui lui fut communiquée par moi : « Un cocher entra le 26 avril 1842 à l'hôpital Notre-Dame de Pitié, salle Saint-Raphaël, n° 9, accusant de violentes douleurs aux lombes et à la hanche droite; la cuisse de ce côté était fléchie sur le bassin.

Examiné avec soin, le membre ne présentait pourtant aucun signe de luxation; des bains de vapeur, des cataplasmes, des vésicatoires sont tour à tour employés; peu à peu le mouvement revient, les douleurs se calment et tout va pour le mieux; mais douze jours après, la cuisse du côté malade devient le siége d'une infiltration considérable, et la fluctuation est rendue sensible aussi bien à la palpation qu'à la plessimétrie, au-dessus comme au-dessous du ligament de Fallope. Lorsqu'on presse d'avant en arrière et de haut en bas, au niveau du petit bassin, la tumeur prend de l'accroissement vers la partie supérieure de la cuisse; l'état du malade semble demeurer stationnaire pendant quelques jours; mais enfin un nouvel abcès se forme à la région lombaire. M. *Piorry* percute en arrière de l'os iliaque, au niveau de la fosse de ce nom, et il perçoit une matité marquée dans l'étendue de cinq pouces au moins. Sur les limites de cette matité se trouve de la résonnance ; on fait alors coucher le malade sur le dos, et la quantité de pus siégeant profondément dans l'abdomen, est approximaitvement appréciée à l'aide du plessimètre; quant à l'étendue du son mat existant à la partie supérieure de la cuisse, elle est également limitée avec de l'encre. Ce son mat est absolu; au-dessous des limites qui le circonscrivent en bas, la résistance au doigt est moins marquée, et l'oreille perçoit un son clair évident. On percute la partie supérieure de la cuisse gauche, pour juger de la différence des sons que chacune d'elles fournit sur les mêmes points. La fluctuation la plus manifeste existe entre la tumeur abdominale et celle du haut de la cuisse. Les battements de l'artère crurale sont parfaitement sentis au centre de la tumeur. M. *Piorry* prie M. *Lenoir* de pratiquer la ponction. Cette opération est faite avec un trois-quarts. Il s'écoule environ trois verres d'un pus grisâtre et sans odeur. Pendant que le pus sort par la canule, des aides pressent graduellement sur le foyer pour éviter la pénétration de l'air atmosphérique. Inutile de dire que l'on applique du diachylon sur l'ouverture du trois-quarts, que l'on procède ensuite à une compression méthodique, et que l'on administre les soins les mieux entendus. Malgré tout, le malade a peu d'appétit et s'affaiblit d'une manière considérable ; son corps pâlit et se couvre de sueur ; ses traits se décomposent ; la rougeur qui couvrait ses joues disparaît, pour faire place à une coloration d'un jaune paille ; ses facultés intellectuelles, jusqu'alors bien conservées, s'affaiblissent notablement, et bientôt le malade succombe.

M. *Veyne*, qui la veille avait noté, en percutant la partie supérieure de la cuisse, qu'elle donnait lieu à un son clair, contrairement à ce qu'on avait observé les jours précédents, M. *Veyne* constata le même fait avant de procéder à la nécroscopie, qui fut faite vingt-quatre heures après la mort.

Il était donc évident qu'il existait dans l'intérieur de l'abcès des fluides élastiques; on s'en assura en introduisant dans ce même abcès, et sous une cloche remplie d'eau, le même trois-quarts qui avait servi à l'opération. Une dissection attentive fit voir que le pus avait occupé réellement à la cuisse le lieu et l'étendue que la percussion avait déterminés. La cavité qu'il s'était creusée entre les muscles de la région interne de la cuisse, la peau et le bord interne du muscle couturier, ne permettait pas d'élever le moindre doute à cet égard.

Tous les points de la fosse iliaque où l'on avait trouvé de la matité, étaient couverts de pus, et le foyer communiquait par un canal étroit jusqu'à un second foyer moins large, qui était situé au niveau des insertions supérieures du muscle psoas. Là, le muscle était détruit dans toute son étendue, ainsi que le muscle iliaque. Les deux dernières vertèbres dorsales et les deux ou trois premières lombaires étaient corrodées à leur partie externe assez profondément, mais de telle manière cependant que, malgré cette usure, le corps de ces vertèbres n'était pas moins large que si elles n'eussent présenté aucune altération pathologique. »

19.

7° *Tympanite péritonéale* (1) (*aéropéritonie*). Je me suis livré à quelques expériences cadavériques, dans le but de savoir ce qui se

(1) Je dois à l'obligeance de M. *Fiaux*, interne des hôpitaux, l'observation suivante :

« Un homme âgé d'une trentaine d'années, blanchisseur, entre dans le service de M. *Rayer*, à la Charité, au mois de mai 1839. On apprend qu'il a quitté Neuilly dès le matin pour se rendre à Paris, où il a déjeuné vers les sept heures comme à son habitude. Une heure après il est pris de coliques très-vives qui se déclarent subitement ; en même temps nausées, vomissements. C'est dans cet état qu'il est amené à l'hôpital. Les accidents persistent, le ventre très-ballonné dépasse de trois travers de doigt la ligne sterno-pubienne. Élasticité, rénitence des parois abdominales, qui donnent sur tous les points une résonnance tympanique uniforme, depuis la symphyse des pubis jusqu'à la cinquième côte. Au-dessus de cette côte son pulmonal considérablement affaibli. La dyspnée est extrême, les symptômes augmentent d'intensité et le malade meurt dans les vingt-quatre heures.

« L'apparition brusque des phénomènes, le développement considérable et uniforme de l'abdomen, son extrême sonorité, ne pouvaient laisser aucun doute sur l'existence d'une pneumatose ; mais était-elle intestinale ou péritonéale ? L'absence de toute matité à la région hépatique, la très-grande sonorité de cette région, au contraire, firent soupçonner que le foie était refoulé en arrière par un fluide gazeux, condition anatomique qui excluait toute idée de pneumatose intestinale, puisque dans ce cas le foie aurait été refoulé directement en haut.

« L'autopsie confirma l'exactitude du diagnostic porté pendant la vie. L'abdomen étant ouvert, une grande quantité d'air s'échappa immédiatement, et l'on aperçut aussitôt le foie séparé du diaphragme, fortement abaissé, refoulé en arrière et tellement déprimé, que sa face supérieure regardait directement en avant. Le tube digestif était vide d'air, la face antérieure de la première portion du duodénum était le siége passe dans la cavité abdominale, lorsque des gaz viennent à s'accumuler dans le péritoine, et je me suis assuré que les parois de l'abdomen s'éloignent d'autant plus de la face antérieure du foie, qu'on insuffle de plus grandes quantités d'air dans le péritoine. A peine deux ou trois insufflations ont-elles été faites, que toute la cavité abdominale donne une résonnance tympanique très-prononcée et partout égale. Cette résonnance existe aussi dans l'hypochondre droit, et ce caractère suffit pour distinguer la tympanite péritonéale de la tympanite intestinale.

Après avoir parlé des diverses nuances de son que l'on obtient en percutant les parois abdominales, est-il besoin de dire que ces nuances ne sont pas absolument les mêmes chez tous les individus, et que l'intestin résonne d'autant moins à l'état normal (toutes choses égales d'ailleurs), qu'il est recouvert par une épaisseur plus considérable de parties molles? A plus

d'une perforation, qui pouvait recevoir l'extrémité du doigt auriculaire. La face interne du duodénum ne présentait, du reste, aucune trace d'ulcération autour de la perforation, ni dans le reste de son étendue. Toute la portion du tube digestif, qui faisait suite au duodénum, était saine. Il y avait dans la cavité péritonéale des matières alimentaires. L'on apercevait çà et là quelque traces d'une très-vive inflammation. »

forte raison en est-il ainsi à l'état pathologique, lorsque les parois de l'abdomen sont le siége d'une infiltration séreuse, d'un abcès, etc.; lorsque le péritoine ou le tissu cellulaire sous-péritonéal se trouvent indurés, épaissis, convertis en un tissu cartilagineux, osseux, etc., ou même lorsqu'il s'est développé à leur surface ou dans leur intérieur des productions tuberculeuses, cancéreuses, etc.

§ XI. Colonne vertébrale.

Disposition anatomique. « Elle est située à la partie postérieure et médiane du tronc. Indépendamment des courbures qu'elle présente dans le sens antéro-postérieur, il existe au niveau des troisième, quatrième et cinquième vertèbres dorsales, *une inclinaison latérale* dont la concavité est à gauche.

« Le diamètre transverse du corps des vertèbres présente au niveau de la région lombaire 18 lignes, et 13 lignes au niveau de la région dorsale. » (*Cruveilhier.*)

Procédé opératoire.

« Le malade est placé comme pour la percussion médiate de la poitrine en arrière, ou s'il s'agit de la portion lombaire de l'épine, il est bon, s'il est possible d'y parvenir, de le faire coucher sur le ventre. On marque avec un tracé noir ou autrement la ligne qui correspond aux apophyses épineuses, puis on percute, de chaque côté et à distance égale, la colonne vertébrale ou le plus souvent ses masses apophysaires. On trouve ici un son assez sec et une résistance au doigt des plus marquées, et on a le soin de limiter exactement à droite et à gauche, à l'aide d'une marque noire, les points où les sensations précédentes, en rapport avec les os, cessent de se trouver. Le son propre aux poumons, vers le thorax, ou aux viscères abdominaux, s'il s'agit des lombes, sert très-bien ici à circonscrire la colonne vertébrale. De cette sorte, on a une figure très-exactement dessinée, et qui représente positivement la largeur totale du rachis sur les points divers de son étendue (Piorry, *Traité de diagnostic*, t. III, p. 444 et suiv.).

On peut appliquer avec avantage la percussion médiate aux déviations de l'épine, à ses changements de volume, etc.

1° *Déviations de la colonne vertébrale.* « Toutes les fois qu'un enfant refuse de marcher ou de se soutenir à l'âge ordinaire, et surtout quand, après avoir commencé à marcher, il refuse de continuer, quand il devient triste, inquiet, qu'il perd le goût des amusements de son âge, un chirurgien attentif ne doit jamais manquer d'examiner avec soin la région de l'épine, et de s'assurer s'il n'y a point de difformité. » (*Boyer*, *oper. cit.* t. III, p. 501.) J'ajouterai que si l'on n'examinait pas les malades avec beaucoup de soin, et qu'on se contentât d'explorer l'abdomen, on pourrait bien s'en laisser imposer par des déviations de la colonne vertébrale, et c'est là justement ce qui est arrivé récemment à M. *Lemaire*, qui a bien voulu me communiquer la note suivante (septembre 1842) :

« J'ai percuté, dit-il, le cadavre d'une petite fille, rachitique, qui a succombé dans notre service, à la suite de l'amputation d'un bras, et j'ai reconnu dans l'abdomen une tumeur occupant presque tout le flanc gauche, et présentant une concavité qui regardait à droite, en haut et en dehors. A gauche, cette tumeur était convexe. Son extrémité inférieure descendait presque jusqu'au niveau de la symphyse pubienne, tandis que son extrémité supérieure répondait à la douzième côte. Ces deux extrémités occupaient à droite la ligne médiane, l'inférieure se dirigeait obliquement vers le flanc gauche, et pouvait être considérée comme le sommet de la tumeur qui, dans ce point, avait 18 lignes de large; l'extrémité supérieure avait 4 pouces d'étendue et la partie moyenne n'en avait que 2. Lorsqu'on percutait doucement, on obtenait un peu de sonorité dans tous les points qui correspondaient à la tumeur : une percussion plus forte y donnait, au contraire, une matité absolue ; les autres régions de l'abdomen étaient sonores. Quelle était la nature de la tumeur? je l'ignorais. Je n'avais point examiné la malade pendant la vie. Le sujet fut ouvert; M. *Carrier*, présent à l'autopsie, reconnut l'exactitude de mes mesures; elles circonscrivaient la colonne vertébrale qui était déviée, à gauche, à partir de la douzième dorsale. Cette déviation était telle, que la troisième vertèbre lombaire n'était qu'à quelques lignes de la crête iliaque. Indépendamment de cette déviation, la colonne lombaire faisait en avant une saillie très-prononcée. La largeur la plus considérable de la tumeur en haut était due au rein; l'intestin grêle était rejeté presque tout entier à droite. »

Bien que M. *Lemaire* se soit trouvé dans l'impossibilité de se prononcer, avant l'ouverture du sujet, sur la tumeur que la percussion lui faisait découvrir, toujours est-il que cette observation témoigne de l'exactitude de la plessimétrie dans ce cas particulier, en même temps qu'elle démontre la possibilité de la limitation de la colonne vertébrale à la région lombaire, par la paroi antérieure de l'abdomen, comme M. *Piorry* l'avait, du reste, déjà dit. Si M. *Lemaire*, avant de procéder à son examen plessimétrique, eût examiné le rachis en arrière, l'enfoncement considérable des vertèbres lombaires et la déviation de leurs apophyses épineuses l'eussent sans aucun doute mis sur la voie du diagnostic.

2° *Augmentation de volume de la colonne vertébrale.* Dans cet état pathologique, on trouve, par une percussion bien faite, une matité d'autant plus étendue que l'augmentation de volume est plus considérable. M. *Piorry* a eu l'occasion d'observer le fait dont il s'agit dans plusieurs cas de mal de *Pott;* il a vu que la forme de la tumeur était tantôt fusiforme et tantôt irrégulièrement globuleuse. Au-dessus comme au-dessous de cette tumeur, la colonne vertébrale présentait ses dimensions normales.

3° *Carie rachidienne et pelvienne.* Nous avons vu (page 331) qu'il était possible de limiter, même à travers les muscles fessiers et les os iliaques, l'étendue d'un abcès existant en avant de ces muscles et de ces os; à plus forte raison parviendra-t-on dans la majorité des cas à circonscrire les collections purulentes consécutives à la carie des vertèbres, du sacrum ou des os iliaques, alors que ces collections purulentes existeront dans une étendue plus ou moins considérable de la région fessière. Pour procéder convenablement à la percussion de ces abcès, on fera coucher les malades sur le ventre, comme pour la limitation des reins, et l'on percutera comparativement les points semblables de l'une et de l'autre fesse; le côté sain résonnera davantage à raison des anses intestinales peu éloignées du plessimètre, et le timbre de cette résonnance sera plus sec à cause de l'épaisseur moins considérable des parties molles non imprégnées de pus.

Il n'y a pas longtemps encore que j'eus l'occasion d'observer avec M. *Chrestien*, à l'hôpital de la Pitié, une jeune malade portant à la hanche du côté gauche un abcès par congestion assez considérable pour qu'il y eût en plus pour le côté malade deux pouces et demi de circonférence. Je limitai l'abcès, j'en indiquai le siége et l'étendue sur mon observation. M. *Piorry* vint ensuite, examina la malade à son tour, et circonscrivit la tumeur avec de l'encre; je rapprochai mes mesures des siennes; elles étaient absolument les mêmes.

SECTION CINQUIÈME.

PERCUSSION DES MEMBRES.

Je passerai rapidement sur cette question que je n'ai pas suffisamment étudiée vu son peu d'importance. Néanmoins le fait que j'ai rapporté (page 331) est une preuve que la percussion de la cuisse n'est pas complétement dépourvue d'intérêt.

Nous avons vu en effet que consécutivement à la ponction qu'on avait faite, il était survenu à la partie supérieure de la cuisse un son clair, qui n'existait pas avant l'opération. C'était donc une preuve que l'air atmosphérique s'était introduit par l'ouverture du trois-quarts, malgré les précautions qu'on avait prises d'ailleurs pour éviter cette complication.

J'ai vu M. *Huguier* rouvrir une plaie cicatrisée existant au bras droit d'un vieillard atteint, si je ne me trompe, d'une carie de l'humérus qui avait donné lieu pour la deuxième fois à un abcès considérable. Il s'écoula par l'incision une grande quantité de pus en même temps qu'une grande quantité d'air s'échappa en sifflant. M. *Huguier* regretta de n'avoir pas pratiqué la percussion avant de recourir au bistouri.

Ne pourrait-on pas ajouter dans quelques cas le signe de la percussion aux signes de la luxation spontanée du fémur? Les deux côtés ne donneraient pas lieu certainement aux mêmes résultats, tant au niveau de la cavité cotyloïde qu'au dessus de cette cavité, où l'on obtiendrait un son plus sec, plus superficiel sur les points où serait la tête du fémur.

Hydropisie du genou (*hydrarthrie fémoro-tibiale*). « Pour bien reconnaître la fluctuation, qui est un des meilleurs signes de cette maladie, on place les extrémités de deux ou trois doigts d'une main sur un des côtés de la tumeur, et l'on frappe, sur le côté opposé, avec l'extrémité du doigt du milieu de l'autre main : le mouvement imprimé au liquide par cette percussion se fait sentir distinctement aux doigts appuyés sur la tumeur (Boyer, *oper. cit.*, t. VI, page 464).

On peut encore recourir à la percussion médiate pour reconnaître la fluctuation dans l'articulation du genou. On applique la main gauche sur l'un des côtés de la tumeur et le plessimètre sur le côté opposé. L'instrument est tenu fixé au moyen du pouce et du médius de la main droite, et percuté rapidement avec l'indicateur de la même main.

Réunion d'air et de liquide dans l'articulation du genou.

On ne peut pas douter que cette complication ne fût découverte plus facilement avec la percussion qu'avec tout autre méthode d'investigation.

FIN.

TABLE DES MATIÈRES.

SECTION PREMIÈRE.

SECTION DEUXIÈME.

SECTION TROISIÈME.

SECTION QUATRIÈME.

SECTION CINQUIÈME.

---

www.ingramcontent.com/pod-product-compliance
Ingram Content Group UK Ltd.
Pitfield, Milton Keynes, MK11 3LW, UK
UKHW012151240726
13966UKWH00002B/271